L'ORACLE DES ROSES MÉDECINE

Illustrations : © Carole Amaliah.

Mise en pages : Jennifer Simboiselle.

ISBN : 978-2-38135-427-9

Imprimé en Chine.

www.editions-tredaniel.com
info@guytredaniel.fr
www.facebook.com/tredanieleso
@tredaniel_eso

Aurore Fagnen
& Carole Amaliah

L'ORACLE DES ROSES MÉDECINE

ÉDITIONS
VÉGA
19, rue Saint-Séverin
75005 Paris

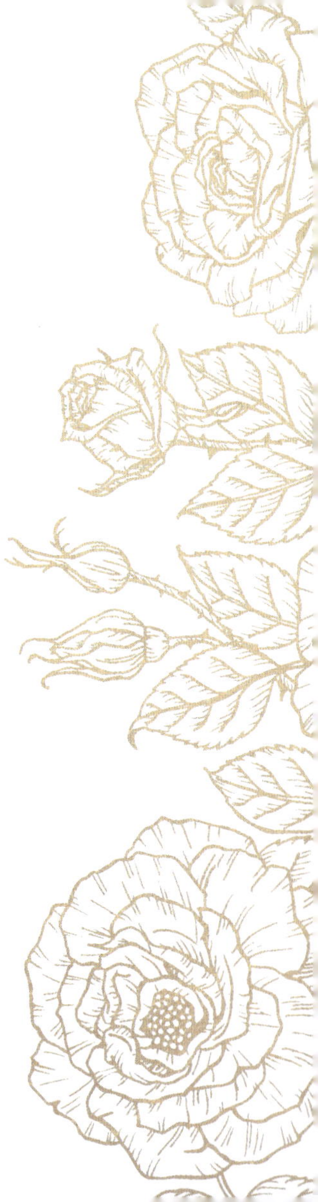

SOMMAIRE

INTRODUCTION

SYMBOLIQUE DE LA ROSE EN OCCIDENT

Dans un premier temps, je t'invite à te poser la question suivante : « Qu'est-ce que la Rose évoque pour moi ? » As-tu une histoire ou des liens particuliers avec elle ? Prends le temps d'y répondre avec tes propres mots.

La Rose fascine depuis la nuit des temps et nourrit un héritage riche, encore aujourd'hui. Elle est considérée comme le lotus de l'Occident. Des roseraies somptueuses ont été édifiées, des cultes ont émergé et d'innombrables œuvres d'art ont été créées en son honneur. On retrouve la Rose enluminer des textes saints, orner des lieux sacrés partout dans le monde.

Il existe plusieurs manières d'appréhender la Rose, la plus directe étant d'apprécier sa beauté harmonieuse et son odeur enivrante. De par son essence, elle transmet l'art de s'ouvrir à l'Amour et d'aller au cœur de ce qui est. Elle s'emploie dans la création de cosmétiques, d'hydrolats, d'huiles et de parfums, avec pour vertus d'ouvrir et d'embaumer le cœur. Symbole de renaissance, elle est autant utilisée pour des mariages que pour des obsèques. Elle symbolise aussi la régénération, avec la rosée du matin signant un jour nouveau. Fleur de prédilection d'Aphrodite, elle nous offre l'amour et la sensualité. L'anagramme de « rose » étant « éros » et « oser », la Rose nous invite à oser nous élever toujours plus en amour pour soi, et ce, pour la vie. Son caractère éphémère fait écho à la sagesse des cycles et à la beauté du moment présent que nous devons saisir pour goûter à ce qui est éternel. La Rose nous parle aussi de la puissance douce qui croît dans l'adversité et ne se laisse pas cueillir facilement. De plus, sa force de guérison et sa capacité à pousser dans des endroits improbables nous évoquent la résilience, thématique chère au cœur de la sainte Marie-Madeleine, dont l'un des symboles est la Rose Rouge, se référant au sexe féminin, entre autres.

Lorsque nous nous penchons davantage sur l'aspect géométrique et ésotérique de la Rose, nous découvrons ses secrets liés au divin, à l'esprit qui descend dans la matière. Regardez une Rose de plus près, observez sa géométrie harmonieuse et hypnotique, comme un mandala rappelant la Rose de Vénus, qui symbolise la danse de Vénus et de la Terre autour du Soleil pendant huit ans. Cette danse crée un pentagone portant en son cœur une Rose à cinq pétales. Le pentagone ou pentagramme est connu pour ses nombreuses vertus, notamment la réharmonisation de l'être, l'union des polarités *yin* et *yang* et le mouvement permanent de la vie. Il détient les codes de création de l'Univers. D'ailleurs, ses proportions régulières et irrégulières lui confèrent une forme particulièrement harmonieuse, semblable à la croissance du Vivant soutenue par le nombre d'or. C'est pour cela que nous retrouvons le pentagone partout dans la nature, qui fait écho à notre nature d'être humain, en concordance parfaite avec l'Univers. Il est dit qu'à l'origine, la Rose avait cinq pétales, à l'image de l'églantine par exemple. Ce n'est pas un hasard si nous sommes attiré·es par cette géométrie sacrée qui nous propose de tendre vers notre quintessence.

Ce que nous murmure la Rose, c'est que nous sommes à son image, à l'image de la nature. Seulement, nous pouvons parfois l'oublier, du fait d'une perte de connexion symbiotique au Vivant, à des blessures d'âme et de cœur, à une présence toxique du patriarcat. Nous sommes comme un rosier qui, pour croître sereinement dans la vie, a besoin de plusieurs choses ; la première est l'ancrage dans la terre, pour plonger nos racines et bâtir une fondation solide. Lorsque notre corps-tige se sent suffisamment ancré et en sécurité, alors nous pouvons nous déployer dans notre verticalité et donner un sens à notre vie. Ce mouvement ascendant ouvre notre cœur vers le ciel pour recevoir la lumière du soleil, la lumière de l'inspiration, la lumière de l'esprit.

Mais qu'est-ce qu'il y a entre ce cœur et ces racines ? Les épines, qui symbolisent à la fois les obstacles de la vie quotidienne, les scories, les blessures d'incarnation, les accidents de parcours, mais aussi les limites de notre territoire émotionnel, physique, psychique et spirituel. Les blessures sur notre chemin d'incarnation nous forgent dans la résilience, la patience et l'humilité ; les limites nous permettent de nous sentir en sécurité, de savoir nous défendre si nécessaire et de clairement dessiner notre territoire pour préserver notre intégrité. Les épines sont nos grandes maîtresses d'incarnation pour devenir de véritables alchimistes. Elles nous poussent à vouloir malgré tout nous incarner pour ressentir pleinement le Vivant en nous et honorer toutes ses facettes.

Ce qui nous amène à un autre symbole, celui du labyrinthe. En effet, la Rose, fleur préférée des alchimistes, nous invite à la transmutation sous les auspices de *Sub Rosa* et des mystères de l'initiation pour revenir au cœur de soi. Regardez la manière dont les pétales se lient les uns les autres, comme autant de visages, d'histoires et d'étapes unis dans un seul et même mouvement de vie, qui conduit au cœur de la Rose, au cœur du labyrinthe, pour ainsi recevoir la lumière, l'illumination. Le labyrinthe de Chartres en est un parfait exemple, et il porte en son sein une rosace.

La Rose met en lumière toutes les manifestations de l'Amour, et nous souffle avec grâce qu'il ne s'agit pas d'elle finalement, mais de nous qui nous approchons d'elle, et de pourquoi nous le faisons.

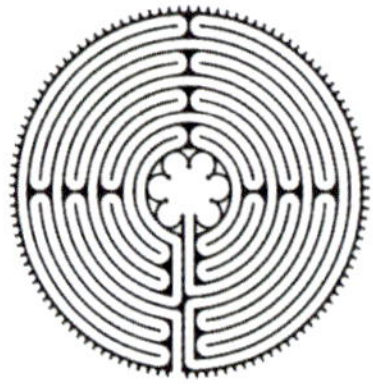

LA GENÈSE DE L'ORACLE

Il était une fois le rêve de faire descendre la médecine spirituelle des Roses dans la matière. Par les mots pour Aurore, par la peinture pour Carole. La genèse de cet oracle a commencé par la transmission des douze Roses Madeleine par Elodie Mas dans le cadre de sa formation de la Rose Tantrique, suivie par Aurore. Elodie Mas est neuropsychologue et thérapeute avec une approche psychocorporelle, spécialisée dans les traumatismes et violences sexuels. Elle œuvre depuis plus de quinze ans auprès de femmes, d'hommes et d'enfants ayant vécu des violences de l'intime. Par l'approche de la Rose Tantrique, elle accueille les victimes, les accompagnant depuis la blessure de l'intime jusqu'à la jouissance de vivre par la voie du corps et des sens. Cette découverte fut une véritable révélation pour Aurore, avec le désir d'aller en profondeur dans la médecine des Roses.

La Rose devient Médecine lorsqu'elle rétablit l'harmonie intérieure de l'être dans toutes ses dimensions, en lui proposant de faire descendre son essence dans son intériorité et de mettre en lumière certaines blessures, croyances et pensées limitantes. La Rose Médecine œuvre en douceur, sans jugement, pour prendre soin de l'être et remettre en son sein la vie, la beauté, le pardon. Un changement de conscience opère alors pour procéder à une alchimie intérieure, voire à une libération. Dépendant de sa couleur, la Rose Médecine a un message et une œuvre corporelle différents, ce qui influencera sa portée thérapeutique sur l'être. L'idée de proposer des soins et d'enseigner les messages de chaque Rose Médecine fut une évidence. Carole faisait partie du premier groupe de transmissions et se proposa de peindre l'essence des Roses Médecine portée par une couleur, des symboles, une vibration unique.

Une danse de synchronicités ainsi que l'apparition d'autres Roses lors de conversations entre Aurore et Carole ont donné l'idée d'un oracle pour les réunir toutes. Ces dernières ont reçu l'appel, celui de la quête de l'héroïne, sans encore savoir pourquoi. Embarquées, elles ne savaient pas où elles allaient mais elles y allaient, très certainement, enseignées au quotidien par chaque Rose Médecine afin d'en capter l'essence. Pendant trois ans, elles ont vu les multiples facettes des Roses se déployer en elles, dans une gestation qui devint non seulement une initiation au quotidien pour chacune, mais qui enclencha l'accouchement de leur oracle intérieur. Elles œuvrèrent ensemble, avec humilité et curiosité, comme des abeilles butinant le nectar des Roses pour le transformer en miel de sagesse, accessible à l'être humain. Leur initiation dépasse les mots, car elle a été profondément ancrée dans l'expérience. C'est en ça que la médecine des Roses est surprenante.

QU'EST-CE QU'UNE ROSE MÉDECINE ?

Plante maîtresse et universelle, la Rose est partout. Sa thématique de prédilection est l'Amour dans ses multiples manifestations. Ainsi, elle est utilisée pour ses propriétés apaisantes qui soignent les blessures sentimentales et encensent la confiance et la joie de vivre. Il est possible de faire une diète de rose pendant un temps donné ou de prendre du rapé avec son essence pour communier avec elle. À titre informatif, le rapé (prononcé « ra-pay » ou « ha-pay ») est une médecine sacrée d'Amazonie, composée d'un mélange complexe de diverses plantes réduites en poudre, utilisée dans un cadre cérémonial et considérée comme un remède chamanique pour les populations indigènes depuis des millénaires. Les chamanes mexicaines, appelées *abuelas*, sont connues pour œuvrer avec la médecine quantique des roses afin de restaurer les capacités naturelles de guérison de l'être.

Dotée d'une conscience et de codes vénusiens qui lui sont propres, cette fleur enseignante propose une vision animiste du monde avec une fréquence particulière. Rose totem, elle fait descendre son essence dans l'intériorité de l'être humain en contact avec elle pour lui transmettre ses messages dans un état de réceptivité. C'est pour cela que la Rose développe la perception sensorielle ainsi que l'intuition et qu'elle apparaît souvent en visions, en rêves, par le chant intuitif et l'art.

La Rose Médecine agit rarement seule, c'est pour cela que nous parlons des Roses Médecine, qui tissent des liens entre elles, forment des bouquets et œuvrent en résonance. Ce sont des accoucheuses d'âmes, venues rétablir le paradis perdu sur Terre. Elles ont un effet poupées russes, en allant toujours plus au cœur du cœur de ce qui demande à être révélé, rememoré et réintégré. Gardiennes de l'Éros et du Vivant, elles proposent un réapprentissage de la magie, car l'âme agit lorsqu'elle se connecte aux mystères du féminin. Elles parlent le langage universel de l'intimité de notre cœur. Elles révèlent nos capacités naturelles de nous soigner et de soigner autrui, grâce à notre énergie féminine.

Il y a autant de couleurs que de visages de la Grande Déesse*. Ainsi, les Roses Médecine mettent en lumière la multidimensionnalité et la richesse de l'être dans son incarnation. Elles ne font pas de hiérarchie entre les facettes, qui font toutes parties d'un seul et même puzzle. Autrement dit, ce qui est considéré comme « lumineux » a autant de valeur que ce qui est considéré comme « obscur » dans le sens jungien du terme, c'est-à-dire avec un potentiel caché.

En ce sens, les Roses Médecine nous proposent une réconciliation avec nous-même pour marcher sur notre chemin de guérison en honorant toutes nos couleurs, tous nos visages. Le cœur ouvert permet une restauration profonde en soi, et en douceur. Ainsi, elles nous apprennent, avec grâce et noblesse, à voir notre plomb comme un potentiel de transformation en or pour que tout lieu de blessure devienne lieu de guérison. Ainsi, nous devenons de véritables alchimistes spirituels et physiques à leurs côtés.

En somme, œuvrer avec la médecine des Roses est un véritable chemin initiatique pour celles et ceux en quête de singularité qui désirent se souvenir de leur fragrance unique.

OBJECTIF DE L'ORACLE

En ces temps de guerre et de chaos, les Roses Médecine proposent une révolution intérieure individuelle amenant à un changement de conscience collectif. Elles nous rappellent la mission de notre âme : ramener et honorer la beauté sur Terre, par un processus d'individuation au sein du collectif. À l'image d'un essaim d'abeilles, nous sommes invité·es à réunir certaines parties en nous, tout en tissant des liens avec autrui, soutenu·es par nos familles d'âme, des communautés aux valeurs semblables, avec un lien primordial au Vivant.

Aujourd'hui, peu d'oracles sont consacrés à la médecine spirituelle des Roses. Aurore et Carole ont canalisé quarante-quatre Roses Médecine pour rendre compte de tout le spectre arc-en-ciel qu'elles portent. Cet oracle propose un processus d'introspection et de guérison, visant la révélation et l'incarnation pleine et entière de l'être. Le voyage initiatique soufflé permet de révéler la dimension mystique de la Rose à la conscience humaine, avec une attention particulière portée au travail autour du féminin blessé.

Cet oracle est un merveilleux outil de guérison et de révélation du féminin par une connexion à la sagesse des Roses Médecine. Le lecteur masculin est bien entendu concerné puisqu'il porte en lui une part d'énergie féminine. Véritable allié au quotidien, l'oracle éveille la curiosité de l'initié·e à travers la symbolique et la puissance des mots. C'est un puissant porte-parole de la médecine de la Rose qui, en diffusant ses codes vénusiens, aura une subtile répercussion dans le quotidien des lectrices et lecteurs. Il offre une connexion aux multiples visages de la Grande Déesse pour révéler ceux de l'initié·e. Ainsi, l'oracle est tout autant un miroir des archétypes de l'initié·e qu'un guide psychocorporel pour incarner son essence au quotidien. Il peut être également un merveilleux canal pour l'art-thérapie, des soins holistiques, des rituels et des cérémonies, empreint qu'il est d'une vision artistique et unique.

Cet oracle s'adresse à toutes les âmes au service de la beauté, de la sagesse de la nature, prêtes à sublimer leurs blessures, avec un élan du cœur pour le sacré, l'ésotérisme, le langage alchimique. Les Roses Médecine attireront les personnes qui se sentent reliées à la lignée de la Rose*, et qui ont un besoin irrépressible d'honorer leur légende personnelle en devenant les alchimistes de leur vie. Ainsi, l'oracle s'adresse autant à la femme en quête initiatique qui a besoin de se sentir guidée sur son chemin qu'à un·e thérapeute qui pourrait utiliser les Roses Médecine en soin. Grâce à une iconographie non genrée et alchimique, l'oracle s'adresse aussi à l'homme pour développer son aspect *yin*, son intuition, sa vulnérabilité.

L'objectif premier des Roses Médecine est de ramener la sagesse du Vivant dans le corps de l'être humain, véritable carte aux trésors qui ne demande qu'à être révélée à sa propre conscience, d'où l'approche psychocorporelle dans les pratiques qui permet d'intégrer leurs messages au quotidien.

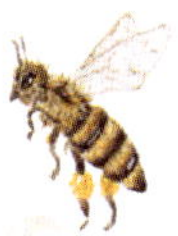

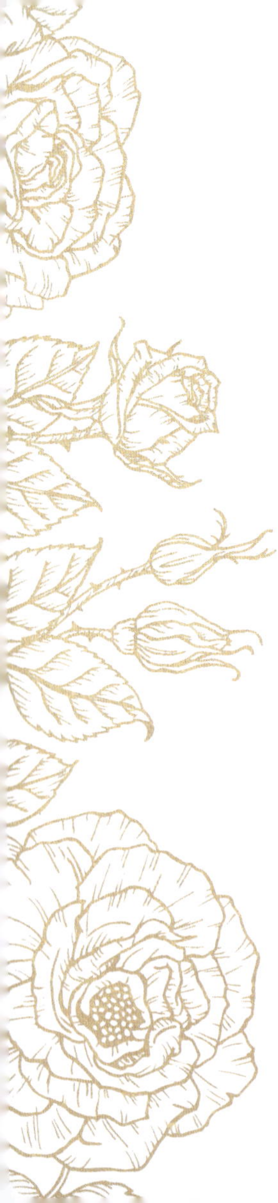

GLOSSAIRE

Ici, vous retrouverez tous les mots qui sont marqués d'un astérisque au fil de l'oracle.

Akhilanda : déesse hindoue de la résilience, dont le nom en sanskrit signifie « jamais non brisé ».

Astarté : associée à la planète Vénus, elle est une déesse de l'amour et de la guerre appartenant au panthéon cananéen, phénicien et syrien de l'Antiquité.

***Axis mundi* :** aussi appelé « arbre-monde », il représente un axe imaginaire reliant l'intraterre, la terre et le ciel. Il évoque également l'idée de l'alignement entre cœur, corps, âme et esprit chez l'être humain.

Chtonien : relatif aux divinités infernales ou souterraines (comme Hadès, Déméter, etc.).

Cœur alchimique : concept ésotérique se référant au processus alchimique de transmutation de toute blessure et de tout blocage (le plomb) en guérison et en sagesse (l'or).

Cymatique : désigne la technique permettant de visualiser des vibrations acoustiques. Quand on fait vibrer à une fréquence précise un support qui contient de l'eau par exemple, une forme particulière apparaît à sa surface.

Égrégore : type d'énergie ou de conscience collective créée par un groupe de personnes partageant les mêmes pensées, émotions et intentions.

Être initié·e : signifie être initié par la vie. La vie est initiation par essence, et tout le monde est initié.

Feu sacré : par « feu sacré », nous entendons le feu divin non tellurique, l'énergie de l'Esprit et de la connaissance divine.

Grande Déesse : figure divine féminine majeure présente dans de nombreuses mythologies et cultures anciennes à travers le monde. Elle est souvent associée à la maternité, à la fertilité, à la vie et à la mort. On la retrouve sous les noms de Gaïa, Terre-Mère, Vénus, Astarté, Déméter, Kali.

***Hara* :** situé sous le nombril, *hara* en japonais veut dire « bas-ventre », et est considéré comme la source de l'énergie vitale ainsi que le centre de gravité du corps humain.

Kali : déesse hindoue de la transformation et de la destruction. Bien que son nom en sanskrit veuille dire « plénitude du temps », Kali incarne ce qu'il y a de plus sombre et de radical chez le féminin.

Kénés : dessins pensés par le peuple indigène des Shipibo-Konibo comme une représentation de l'énergie des esprits des animaux et des « plantes de pouvoir », soit des psychotropes.

***Ley lines* :** les *ley lines* ou « lignes de Ley » sont des réseaux énergétiques qui relient un grand nombre de sites sacrés entre eux.

Lignée de la Rose : fait référence à la tradition initiatique et spirituelle sur les enseignements de la Rose qui ouvre la voie de la conscience du cœur pour reconnaître son essence divine. Cette tradition à la fréquence christique remonte aux enseignements esséniens d'Anna, Marie, Marie-Madeleine et Jésus.

Lignée des femmes rouges : cette lignée depuis Babalon jusqu'à Marie-Madeleine honore le corps comme étant le temple et le Graal réceptacle du divin.

Lilith : signifie « esprit de la nuit » en akkadien. Lilith est la créature de la nuit, la première des premières femmes sur Terre.

L'être essentiel : fait référence à la véritable nature de l'être humain, son essence profonde.

Madeleine : se réfère à Marie-Madeleine, disciple de Jésus-Christ, considérée comme l'apôtre des apôtres. La Madeleine représente l'archétype de l'érotisme et de la sainteté, la femme-flamme au grand cœur, l'amoureuse passionnée qui se donne sans réserve, sans peur ni pudeur.

Myrrhophore : maîtresse des huiles, la Myrrhophore est porteuse de myrrhe, une alchimiste sensuelle, messagère et poseuse du divin sur les peaux. En cocréation avec la Terre, avec l'esprit du végétal, les plantes maîtresses, résines et encens, elle se dévoue à chaque étape de l'accompagnement, de la guérison et/ou du passage des corps et des âmes.

Ouroboros : dérivé du grec ancien, *ouroboros* signifie littéralement « qui se mord la queue ». Il a été latinisé en *uroborus*. C'est un symbole intemporel d'éternel recommencement.

Nerf vague : aussi appelé « nerf parasympathique », c'est le nerf le plus étendu du corps humain qui participe à de nombreuses fonctions de celui-ci.

Neuvaine : vient du latin *novem* qui signifie « neuf » et désigne une pratique de la prière catholique pendant neuf jours consécutifs avec une intention particulière.

***Prana* :** désigne l'énergie vitale présente dans tous les êtres vivants.

Présence : se réfère à la conscience omniprésente et omnisciente dans le monde et en chaque être humain.

Shakti : signifie, en sanskrit, « puissance », « énergie », « pouvoir », « source de… ». C'est l'énergie créatrice féminine manifestée dans le monde.

Shekhina : dans la mystique juive, concept qui désigne la présence divine manifestée sur Terre.

Sophia : *Hokhma* en hébreu, *Sapientia* en latin, la Sophia est la colombe porteuse de la sagesse primordiale et tient une place à part entière dans le judéo-christianisme, la gnose, la philosophie et la psychologie. Symbole du Christ Féminin, considérée aussi comme la Mère Divine, elle représente la féminité intérieure de Dieu, la connaissance introspective en contraste avec la connaissance acquise à l'extérieur de Soi. Sophia porte toutes les manifestations et tous les visages du Féminin et de la Grande Déesse.

Source : fait référence à l'origine de tout l'existant, où notamment les âmes naissent et reviennent entre chaque incarnation.

Sub Rosa : signifie « sous la rose » en latin et désigne quelque chose de secret, souvent dans le contexte d'accords et de rituels menés à huis clos. Cette expression date de l'Antiquité où la rose était considérée comme un symbole de silence. Ainsi, par le pouvoir de cette expression, tout ce qui est fait, dit et partagé sous la rose doit être tenu confidentiel.

Vestale : prêtresse de la Rome antique vouée au culte de la déesse Vesta, elle fait vœu de chasteté et de célibat pendant trente ans afin de se consacrer entièrement à la protection du feu sacré. Le respect total de ses engagements assurait la sécurité et la richesse de Rome.

Vierge noire : Au Moyen Âge, représentation iconographique de la Vierge Marie avec un teint plus foncé. Sara la Noire en est un exemple.

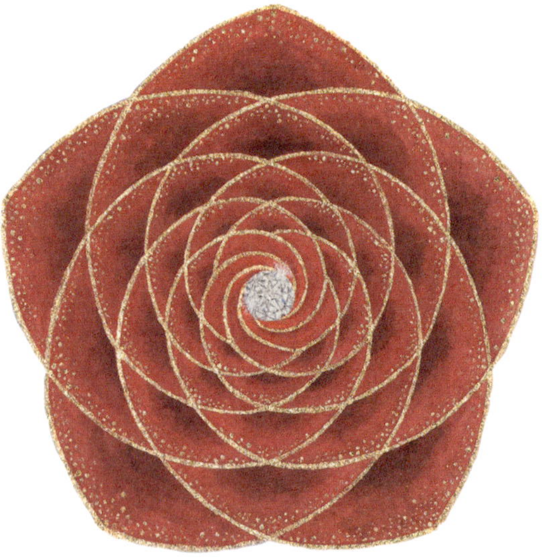

COMMENT TE RELIER À *L'ORACLE DES ROSES MÉDECINE*

RITUEL POUR T'APPROPRIER L'ORACLE

Connecte-toi à l'oracle comme tu as l'habitude de faire. Par exemple, tu peux :

- poser simplement les cartes sur ton cœur pour saluer l'oracle ;
- rencontrer chaque carte, la purifier en la mettant quelques secondes dans la fumée de sauge blanche, et la poser sur ton cœur ;
- créer un autel spécial Roses Médecine, avec des roses achetées (si possible de saison et de France), l'oracle, de l'encens, des statues de déités avec lesquelles tu te sens lié·e, les photos de personnes que tu aimes, des pierres de lithothérapie, tout objet sacré qui te tient à cœur…

Pour aller plus loin, fais le soin d'activation « la Roue Médecine du bassin » décrit ci-après. N'hésite pas à réitérer l'expérience dès que tu en ressens l'appel ou le besoin, et observe comme de nouveaux espaces s'ouvrent en toi.

LA ROUE MÉDECINE DU BASSIN

Ce soin activation est à faire en conscience et à ton rythme. Prends tout le temps nécessaire pour entrer en communion avec les Roses Médecine en te liant à l'oracle. Je te conseille de passer au moins trente minutes pour faire le soin activation et en intégrer les bienfaits. Dispose les cartes devant toi sur une table, face ciel. Mets de côté celles-ci : les Roses Terre, Air, Feu, Eau, Éther, Noire, Blanche et Rouge. Garde une chaise à portée de main. Debout, tes pieds ont la même distance que celle de tes hanches. Plie doucement les genoux et respire amplement. Ferme les yeux, détends tes épaules, ta bouche légèrement entrouverte.

Peut-être que ton corps se balance subtilement d'avant en arrière, d'un côté et de l'autre. Observe sans changer quoi que ce soit. Maintenant, connecte-toi à ton bassin qui est ton centre d'équilibre de vie mobile, le siège de ton incarnation. Il est le lien entre ciel et terre, ton socle entre le haut et le bas de ton corps, où les Roses Médecine aiment se poser et en activer les directions.

Dispose les cartes éléments en cercle dans l'espace, sur le sol : la Rose Terre au nord, la Rose Air à l'est, la Rose Feu au sud, la Rose Eau à l'ouest et la Rose Éther au centre. Une fois ce cercle complété, prends les cartes des Roses Noire, Blanche et Rouge. Mets-les de côté et à portée de main car tu en auras besoin à la fin du soin.

Puis place-toi au milieu du cercle, face au sud, pour commencer à marcher et vivre ta roue de médecine.

Le nord

Pour commencer, inspire et expire en te concentrant sur l'arrière de ton bassin, au niveau de ton sacrum, qui représente le nord. Qu'est-ce que tu vois ? Si c'était un paysage, comment est-ce que tu le décrirais ? Quelles sont tes sensations ? Maintenant, dirige-toi vers le nord dans l'espace (derrière toi) pour récupérer la carte Rose Terre. Place-la sur ton sacrum en prononçant cette incantation : « J'active mon nord, ma connexion à ma terre, à mes racines, à mes ancêtres, avec confiance. » Observe tes sensations corporelles, inspire profondément puis dépose la carte au sol. Reviens à ta position de départ, auprès de la Rose Éther.

L'est

À présent, dirige ton attention sur ta hanche gauche, à l'est de ton bassin. Demande-toi ce que tu vois, ce que tu ressens. Laisse ton corps se diriger vers l'est dans l'espace, à ta gauche. Prends la carte Rose Air et mets-la sur ta hanche gauche en prononçant ces mots : « J'active mon est, ma respiration, mon mouvement spontané premier, mon espace intérieur, avec sérénité. » Inspire comme si c'était la première fois que tu respirais, avant de déposer la carte sur le sol et de retourner au centre.

Le sud

Porte maintenant ton attention sur ton pubis, représentant le sud de ton bassin. Est-ce qu'il y a une vision, un mot qui te vient ? Dirige-toi en conscience vers ton sud pour récupérer la carte Rose Feu. Place-la au niveau de ton sexe et prononce ceci : « J'active mon sud, mon feu ardent qui ne brûle pas, la réalisation de mon être sans me cacher, mon chemin marché, avec passion. » Inspire profondément, intègre ces mots avant de reposer la carte et de retourner à ta position de départ.

L'ouest

Passe à ta hanche droite, du côté ouest de ton bassin. Laisse tes sensations te border et dirige-toi vers l'ouest, à ta droite. Prends la carte Rose Eau et place-la sur ta hanche. Répète ces mots à voix haute : « J'active mon ouest, mon eau qui caresse, l'arrivée et le départ, la souveraineté de mon territoire tracé avec douceur. » Remercie cette médecine, dépose la carte et reviens auprès de la Rose Éther.

Il se peut qu'à ce stade du soin tu sentes un changement dans ton énergie. Imagine que la Rose Éther en est la quintessence et qu'elle participe à ton harmonisation intérieure.

Allons plus loin dans l'activation. Assieds-toi sur une chaise, le dos bien droit, les pieds ancrés au sol. Connecte-toi à ton périnée, sans changer quoi que ce soit. Visualise ton point tendineux (qui se trouve entre ton sexe et ton anus) et prends la carte de la Rose Noire. Pose-la sous ton point tendineux. Tu es effectivement assis·e sur la carte. Quelles sont tes sensations ? Peut-être ton bassin a-t-il envie de bouger légèrement. À présent, prononce cette incantation : « J'active mon pilier bas, ma terre noire primordiale, mes profondeurs, ma rage de vivre avec ardeur. » Accueille la médecine se propageant dans ton corps puis dépose la carte au sol.

Visualise maintenant ton ventre et prends la carte de la Rose Blanche. Mets-la sur ton nombril, puis prononce ces mots : « J'active mon pilier haut, ma voie lactée, la fidélité à moi-même, ma capacité à prendre de la hauteur et à guérir avec foi. » Accueille la bénédiction de cette carte avant de la reposer.

Pour finir l'activation, c'est au tour du pilier centre. Si tu es une femme, cela concerne ton utérus, si tu es un homme, ce sera ta prostate. Prends le temps de te connecter à cet organe, proche de la zone de ton *hara**, sous ton nombril. Il se peut que des couleurs viennent et que tu sentes de la chaleur à cet endroit.

Prends la carte de la Rose Rouge et pose-la sur ton bas-ventre. Inspire profondément, les pieds ancrés au sol, le dos droit. Prononce les mots suivants : « J'active mon pilier centre, le divin qui se fait chair, mon incarnation, mon refuge retrouvé avec noblesse. » Remercie la Rose Rouge et dépose-la par terre.

Prends le temps d'intégrer ce voyage. Sens les zones et les couleurs qui ont été activées en toi. Chaque espace est un point fondamental de la matrice structurant ton bassin dans l'espace. Ressens la profonde harmonie de cette structure en toi. Regarde les cartes en face et tout autour de toi, ces Roses Médecine qui te regardent en retour. La connexion est faite, leur médecine est à présent en train de cheminer en douceur dans ton corps. Peut-être qu'il y a une carte que tu as envie de toucher à nouveau ; n'hésite pas à suivre ton élan et à rester autant de temps que nécessaire auprès des Roses Médecine.

Lorsque tu sens que l'intégration est suffisamment faite, relève-toi lentement et observe ta démarche. Peut-être ton centre de gravité a-t-il évolué. Hydrate-toi, va marcher en nature, conscient·e de la terre de ton bassin qui te porte où que tu ailles.

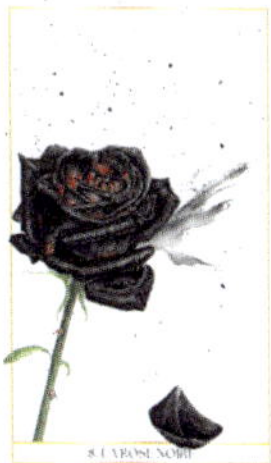
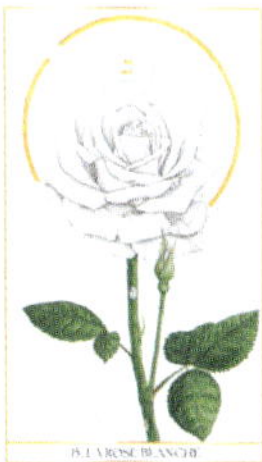
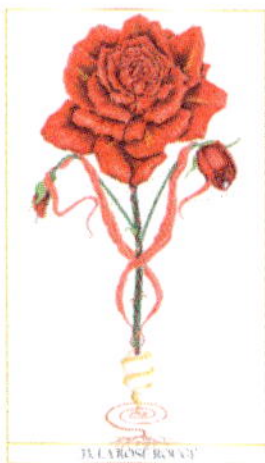

TIRAGES

TIRAGE SIMPLE

Ce tirage peut être fait tous les jours, en quelques minutes. Avant de tirer une carte, connecte-toi aux Roses Médecine. Tiens l'oracle entre tes mains et ferme les yeux. Ralentis ta respiration. Si tu as une question, laisse-la infuser dans les cartes. Si tu n'as pas de question, tu peux demander à l'oracle quel est le message pour toi aujourd'hui, ou pour quelqu'un d'autre. Sans réfléchir, mélange les cartes comme tu as l'habitude de faire. Si une carte saute du paquet, mets-la de côté. Si tu sens qu'elle contient la réponse, retourne-la et découvre son message. Sinon, choisis une carte dans le tas, soit en mélangeant, soit en disposant les cartes devant toi. Lis le ou les messages (il se peut qu'il y ait plus d'une carte tirée). Tu peux garder les cartes près de toi ou les disposer sur ton autel. Amuse-toi et laisse-toi guider par la magie des Roses Médecine !

TIRAGE « LE MIROIR ALCHIMIQUE »

Ce tirage se présente à toi lorsque tu aimerais savoir ce qui se joue derrière un problème relationnel. La relation peut être de nature personnelle, familiale, professionnelle, spirituelle. Mélange les cartes en posant ta question, puis dispose-les de la manière suivante :

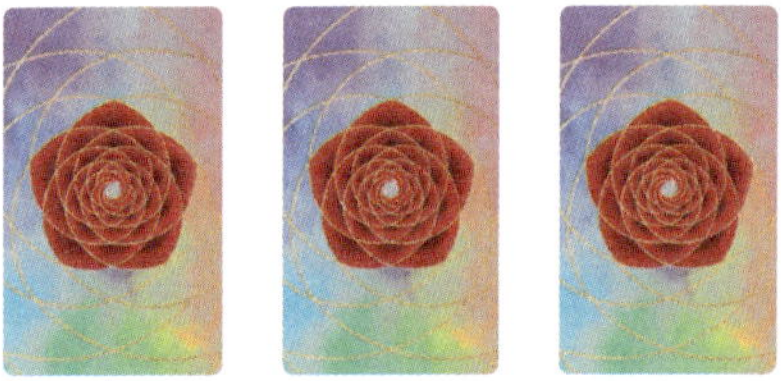

1 2 3

Carte 1 :

Cette Rose t'indique ce que tu peux apprendre sur toi-même par effet miroir. Qu'est-ce qu'elle te révèle te concernant ? Peut-être que ce n'est pas agréable. Si ton corps réagit, c'est qu'il y a une piste.

Carte 2 :

La Rose tirée met en lumière l'enjeu pour la personne concernée pour mieux comprendre ce que tu lui renvoies.

Carte 3 :

Cette Rose te demande comment tu peux voir le problème autrement, avec plus de recul. Comment est-ce qu'il pourrait faire évoluer votre relation (et y mettre un terme si nécessaire) ?

TIRAGE « ÉCLORE »

Comme mentionné en introduction, nous sommes toutes et tous à l'image d'un rosier constitué de différentes clés fondamentales pour nous déployer en toute sérénité. Ce tirage propose un profond recentrage sur soi. Ainsi, tu es amené·e à visiter ces clés pour explorer et te rappeler l'alignement propice à ton éclosion.

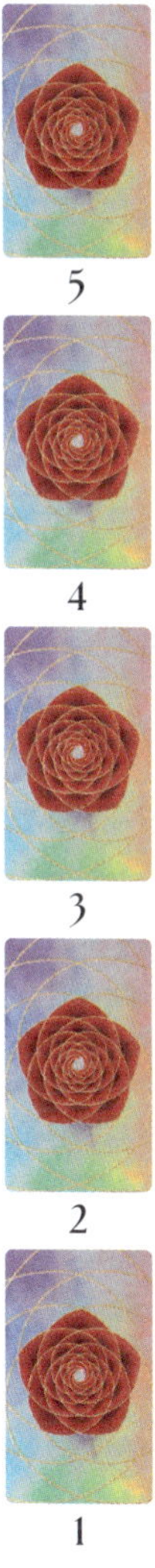

Carte 1 : les racines

Tire maintenant la première carte, qui représente tes racines, ce qui te nourrit. Elle te renseigne aussi sur tes lignées et l'héritage que tu as reçu. De quel terreau est-ce que tu tires la force de ton déploiement ? Quel est ton socle sur lequel reposer ?

Carte 2 : la tige

À présent, tire une deuxième carte du paquet, qui fait référence à la tige qui t'élance, et donne une direction à ton énergie première. Quelle couleur te met en mouvement ? Quels sont tes potentiels prêts à se réaliser ?

Carte 3 : les épines

C'est au tour de la troisième carte, qui met en lumière les épines. Dans le cadre de ce tirage, les épines font référence à ta posture face à l'adversité. Quelles vertus de la Rose Médecine t'accompagnent pour garder le cap ? Quel visage de la Grande Déesse* t'aide à croître dans l'épreuve avec grâce ?

Carte 4 : les pétales

Tire la quatrième carte qui représente les pétales en mouvement menant au cœur de la Rose Médecine, au cœur de ton cœur. Chaque pétale est un don de ta personne. Cette carte t'interroge sur ta manière unique de te déployer. Qu'est-ce qui t'encourage à offrir ta valeur au monde ?

Carte 5 : la Rose gardienne

Pour finir, tire la cinquième carte qui veille sur toi, dans ton ciel. Elle concerne la Rose Médecine qui te fait prendre de la hauteur et qui te permet de garder ton axe malgré les épreuves. Prends le temps de regarder le tirage dans son ensemble. Quels en sont les enseignements et les prises de conscience ? Peut-être y a-t-il un aspect de toi qui se sent légèrement déséquilibré ou en questionnement ? Que peux-tu faire pour parer à cela ?

Prends des notes au besoin, de préférence sur papier. Laisse ce tirage se reposer en toi.

TIRAGE « CHEMIN DE LA ROSE INITIATIQUE »

Ce tirage est le plus complexe de l'oracle. Il t'offre une véritable introspection et un éclairage sur ton chemin de vie. Prends les cartes dans tes mains et pense à un sujet qui te préoccupe. Cela peut être une expérience récurrente, une personne, un élan qui te questionne, un problème qui te chahute. Demande aux Roses Médecine ainsi qu'à tes guides de t'accompagner dans ce tirage pour découvrir la clé de compréhension qui demeure au centre de ce parcours labyrinthique. Les Roses Médecine ont l'art de donner un autre regard sur une situation car elles font circuler l'énergie, œuvrant toujours pour l'élévation de l'être.

Les cartes 1, 2, 3, 4, 5 et 7 viennent à titre informatif, il n'est pas nécessaire de faire la pratique. Prends le temps de regarder la peinture et de lire le message pour être guidé·e. Néanmoins, pour la carte 6, après avoir pris connaissance de la médecine de la Rose, je t'invite à faire la pratique proposée.

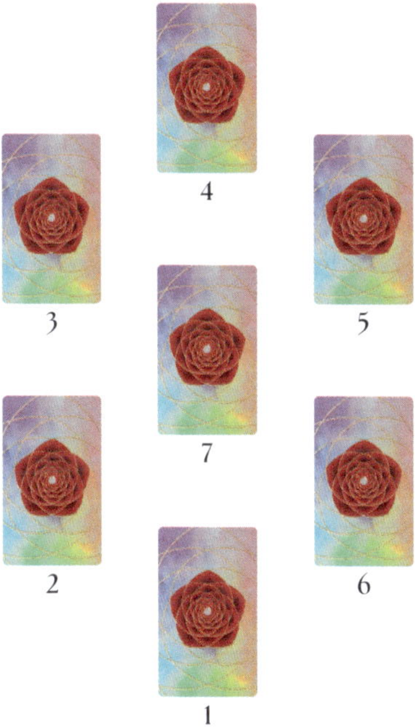

Carte 1 : la situation de départ

Pense au sujet en question et tire la première Rose Médecine, que tu poseras au plus près de ton cœur sur une table. Elle désigne l'enjeu, l'appel, le problème tel qu'il se présente actuellement.

Carte 2 : le déjà-vu

Cette Rose Médecine fait écho à des expériences similaires dans ton passé. Il est fort probable que la situation actuelle te paraisse familière. À quoi est-ce qu'elle se réfère dans ta vie ?

Carte 3 : la gardienne

Tu viens de tirer ta Rose Médecine gardienne qui veille sur toi dans ce tirage initiatique. Prête attention à ses vertus et à ses caractéristiques, elles constituent les qualités dont tu as besoin pour avancer.

Carte 4 : l'épreuve

À ce stade du tirage, tu fais face à l'épreuve en tant que telle, avec cependant des clés de lecture de la Rose Médecine offrant un autre éclairage à ton problème.

Carte 5 : la mise en perspective

Cette Rose Médecine montre la situation dans son ensemble. Ce n'est peut-être pas ce à quoi tu t'attendais !

Carte 6 : les conseils

Parce que tout processus alchimique n'est jamais anodin, cette Rose Médecine te propose ses conseils pour intégrer son message au quotidien. S'il y a une pratique corporelle à faire dans ce tirage, c'est celle suggérée par cette carte.

Carte 7 : la réalisation possible

Te voici au cœur du labyrinthe, avec une conscience tout autre. La Rose Médecine qui t'y attend représente le plomb transformé en or, le cadeau, ce que tu es venu·e réaliser au centre de la Rose Initiatique.

Regarde le tirage dans son ensemble. Note les réponses qui te paraissent les plus pertinentes au regard de ta problématique. Passe en revue les différentes sensations physiques et émotions que tu as ressenties durant le tirage. Qu'as-tu appris ? Dans les jours qui viennent, essaie de suivre les conseils des Roses Médecine ainsi que la pratique de la carte 6.

INTERPRÉTATION DES CARTES

L'oracle se compose de quarante-quatre cartes (il est d'ailleurs possible que d'autres Roses viennent te visiter !). Leur classement suit le chemin du héros, de l'héroïne, avec six étapes clés. Tout commence par l'appel, qu'il n'est plus possible d'ignorer. Ainsi se prépare une descente dans les profondeurs pour apprendre à transmuter le plomb en or, se réconcilier avec soi-même et s'ouvrir à la guérison. Cette initiation permet d'apprendre à se connaître et à aimer toutes ses couleurs. Une nouvelle conscience émerge alors pour assumer son chemin de vie, rayonner de sagesse et transmettre cet art d'être l'alchimiste de sa propre existence.

Le début de l'initiation se fait par la découverte de la peinture. Prends le temps de la regarder, attarde-toi sur ses détails, ses symboles, sa position et l'alliance des couleurs. Il se peut qu'une partie t'interpelle, avant de la recevoir dans sa totalité. Observe tes sensations, ton langage corporel et les émotions que cela te procure. Demande-toi si tu captes des messages, demande à la Rose Médecine ! Il se peut que tu la visualises déjà sur une partie de ton corps, c'est normal ! Laisse-toi guider. Si tu as tiré plusieurs cartes, observe si les symboles se répondent ; peut-être qu'un langage est en train de se tisser et de transmettre un message.

Ensuite, si tu en ressens l'élan, lis l'interprétation correspondant à chacune des cartes que tu auras tirées. La lecture, qui se fait en trois parties, commence par le verbe vivant d'un poème, le langage de l'âme. De cette façon, tu pourras te baigner dans un état de conscience propice à recevoir l'essence de la Rose Médecine. N'hésite pas à lire le poème à voix haute, pour en activer le pouvoir, telle une incantation. Observe ton corps à la lecture, les mots qui t'inspirent, les mots qui te font grincer des dents. Ainsi, tu pourras te faire une idée de la façon dont cette Rose œuvre en toi.

S'ensuit la découverte de son message, révélant sa personnalité unique. Celle-ci est un miroir et une invitation à identifier ce qui te touche dans son message et pourquoi. Les graines plantées dans ta conscience, tu partiras à la rencontre de la Rose Médecine dans ton corps par le biais d'une pratique, afin de rendre les choses encore plus concrètes. Il est important de préciser que toute pratique proposée dans cet oracle est facultative.

Il se peut que le message lu fasse écho à ce que tu avais perçu de la peinture. Cette impression ne fera que renforcer ton lien intuitif aux Roses Médecine. Attends-toi à vivre une série de synchronicités, pour que leur parfum unique embaume ton quotidien. Rappelle-toi que cet oracle suit ton évolution. Il est fréquent de ne retenir qu'une partie du message ou un symbole en particulier, et c'est parfait. Cela suffit pour que l'œuvre se fasse, au moment juste. Peut-être que la prochaine fois que tu tireras la même carte, tu découvriras une autre facette de la Rose Médecine, miroir de cette même facette en toi. C'est en ça que la magie des Roses Médecine est étonnante et pleine de surprises ! N'hésite pas à glisser la carte sous ton oreiller afin qu'elle continue son œuvre durant la nuit et se présente à toi dans tes rêves. Amuse-toi, et bienvenue dans leur univers !

ENTENDRE L'APPEL

Se préparer pour l'initiation

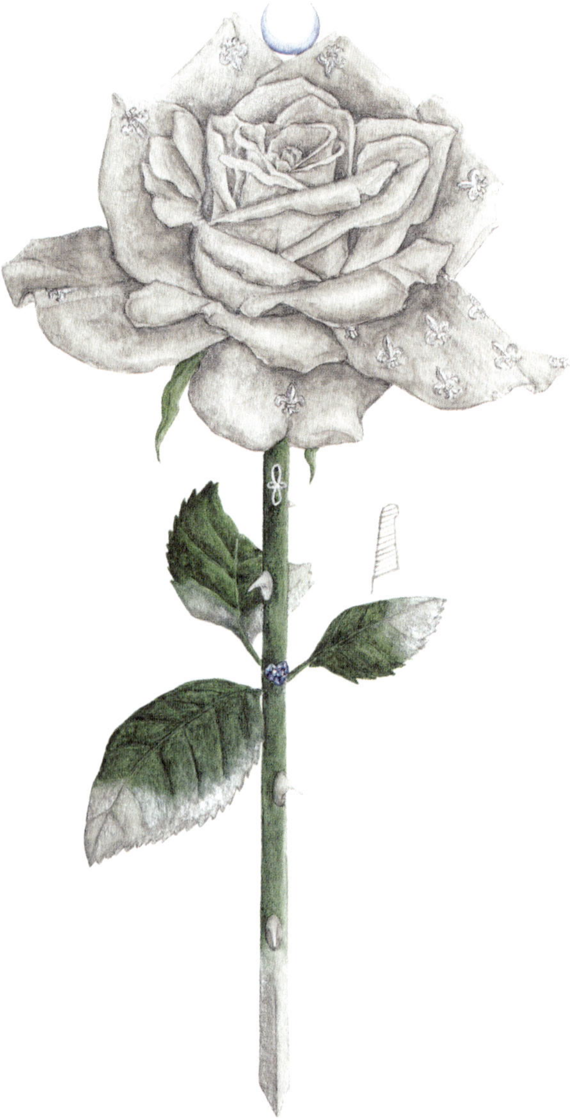

1. LA ROSE ARGENT

POÈME

Je suis à ton service.
Le dos droit,
la poitrine déployée,
l'épée brandie,
sur mes deux pieds,
je m'érige,
fière et engagée.
À ton service.
Je suis Michaël qui coupe les liens inutiles,
je suis Sekhmet qui s'insurge devant l'injustice subie,
je suis Cyrano de Bergerac qui lance sa poésie et pique,
je suis Jeanne d'Arc qui marche sa parole habile,
je suis le Chevalier du Graal, à ton service je suis.

Je t'invite à savoir dire « non » à autrui pour te dire « oui »,
à être empathique sans pour autant t'oublier,
à t'adapter sans te faire écraser,
à respecter tes espaces sacrés,
à trancher, par amour pour ton authenticité.
À ton service, je suis loyale,
la voix/voie de l'équilibre, celle qui dit juste ou ne dit mot,
je vois dans le jeu/je d'autrui les miroirs face aux maux,
ainsi, il le faut,

je redessine les contours de ton être parfait,
afin qu'il s'accorde avec le vrai.
J'apporte la clarté du juste milieu,
main de fer dans un gant de velours,
je tranche avec finesse quand c'est nécessaire,
non pour dominer, mais par souci d'égalité.

Lorsque tu te mens à toi-même, j'interviens en douceur,
car jamais je ne te bousculerai ni te jugerai,
je serai là, te touchant en plein cœur,
pour te rappeler ta pureté, ta vérité, ta grandeur,
je te pousserai vers toujours plus de verticalité,
afin que ton yin continue son essor, en sécurité.

MESSAGE DE LA ROSE

Gardienne de ton intégrité, je veille sur la cohérence entre tes pensées, ton cœur et tes actions. Je suis un phare rempli de la lumière de tes valeurs, de tes aspirations et de tes rêves qui brille en eaux troubles, lorsque tu as l'impression de perdre ton nord. Pour s'assurer de l'alignement de ta véritable nature et parce que tu évolues constamment, je te propose un scan de ton être. Ainsi, si tu me le permets, je commence par ta tête pour sonder quelle est la place du juge intérieur dans ton quotidien. Quelles sont les croyances limitantes qui t'empêchent d'avancer ? Quelles sont les histoires que tu te racontes pour ne pas faire face à un possible conflit et/ou changement ? Je réhabilite le troisième œil de ton discernement qui te permet de distinguer ce qui est propice à ton expansion de ce qui ne l'est pas. Ainsi, tu peux mieux identifier la sincérité du cœur au milieu de la fausse sensiblerie et de la manipulation. J'encense ta voix authentique : telle une épée brandie vers le ciel puis dirigée vers la terre, je suis ta langue connectée au Verbe créateur et juste, dont le « oui » trace la voie et le « non » le territoire, en écho à la Rose Cuivre.

Loyale, je te fais sentir le poids du sacrifice qui pèse injustement sur tes épaules. Je t'invite à trouver un juste milieu où tes compromis ne te compromettent pas. Ainsi, posée sur ton cœur, je rétablis l'importance de ce que tu ressens. Peut-être que tu as tendance à discréditer ce qui t'habite au profit des considérations d'autrui ? J'active ton plexus solaire, siège de la confiance en toi et de ta joie de briller, encensée par la Rose Jaune. Peut-être que de la colère s'y loge, ainsi que la peur de se montrer. Je mets en lumière tes relations : quelles sont celles qui te nourrissent et t'inspirent ? Quelles sont celles qui te limitent et te drainent ?

J'interroge certaines blessures qui ont forgé une armure de peur de donner, de recevoir et de se confier à l'autre. Dans quelle mesure est-ce que tu te sens capable de tout accepter et de laisser faire pour ne pas causer de vagues ou par peur de ne pas être assez « spirituel·le » ? Chevaleresque, je vais à l'encontre des injonctions faussement bienveillantes qui paralysent ta prise de position et court-circuitent ton réflexe de te protéger et même, si nécessaire, de combattre. Sortir tes épines, ton bouclier pour te rendre justice et défendre ton intégrité est sain : là est la voix de la souveraineté qui intègre toutes les parties de toi. Lorsque ton authenticité te fait sortir les dents et rugir, tu honores la justesse de ton cœur vaillant. Ainsi, je mets la lumière sur tes non-négociables. Déposée au creux de tes mains comme un sceau, j'assure la congruence entre tes valeurs et tes actions. Je t'incite à prendre place dans ton ventre et d'en honorer l'instinct, ce « sentir juste » que tu ne peux pas toujours expliquer.

Je termine le scan sur tes jambes et tes pieds, testant ta capacité à marcher ta parole au service de ta vraie nature. Je m'agenouille devant toi et t'offre une fleur de lys pour célébrer la noblesse de ton âme. Quand tu sens que tu pars en croisade, seul·e, avec la pression de bien faire et toujours plus, demande à la Rose Blanche de la douceur et de l'indulgence envers toi-même. Rappelle-toi qu'à l'instar de la Rose Cuivre, je pose un cadre pour protéger et amplifier l'expression de ton être, en sécurité, sans forcer ni tomber dans le piège de la performance et de la prise de pouvoir sur autrui. Je demeure dans ta colonne vertébrale pour t'ériger, le ventre solide et le cœur ouvert.

POUR ALLER PLUS LOIN

Je te propose une pratique simple pour laisser ton corps-pendule s'exprimer. Si tu ne peux pas faire cet exercice debout, je t'encourage à utiliser un pendule et à suivre les mêmes instructions.

Debout, les genoux souples, le périnée détendu et la bouche relâchée, ferme les yeux et prends une profonde inspiration. Observe les mouvements subtils de ton corps, peut-être qu'il tournoie légèrement, qu'il se balance de droite à gauche, ou d'avant en arrière. Laisse-toi porter sans changer quoi que ce soit. Visualise-moi qui veille derrière toi. Si cela est juste, invite-moi à ne faire qu'une avec ta colonne vertébrale pour te soutenir tout en souplesse.

Inspire et prononce ton prénom à haute voix. Observe ton corps et tes sensations. Prononce « oui », et sens s'il y a une différence. Ton corps va peut-être aller en avant ou en arrière. Reviens à un point neutre, puis recommence. Prononce « oui » plusieurs fois avec des temps de pause avant de faire la même chose avec « non ». Réitère l'expérience jusqu'à sentir un « oui » et un « non » francs de la part de ton corps.

En position neutre, dis : « Je m'appelle "ton prénom". » Normalement, ton corps devrait répondre « oui ». Maintenant, choisis un prénom au hasard et recommence. « Non » devrait être la réponse.

Choisis la première question qui te vient en tête. La question devrait être fermée, ne permettant comme réponses possibles seulement « oui » et « non ». Respire profondément et pose ta question à voix haute. Laisse ton corps répondre. Il se peut que ton mental s'en mêle ; respire calmement et recommence. Prends cette pratique comme un jeu, en sachant que c'est avec le temps, la curiosité et l'expérience que tu gagneras en confiance.

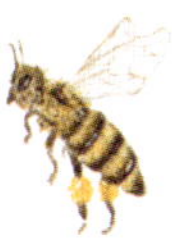

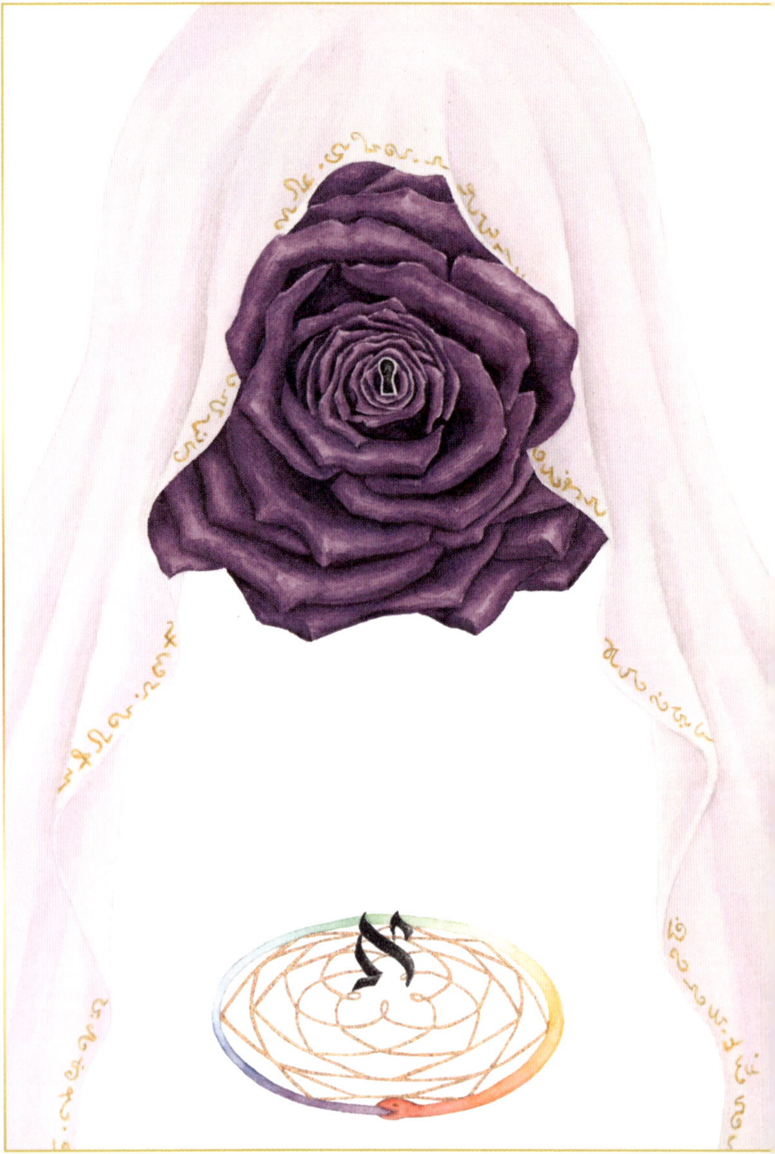

2. LA ROSE POURPRE

POÈME

Je suis le féminin initiateur,
l'invitation au voyage, l'appel du cœur,
doux mélange Rose et Violette,
couleur de l'expérimentation directe,
la quête de ta reconquête.
Gardienne, je reste cachée
à ce qui n'est pas encore prêt.
Je suis la Seshat de Thot, l'Isis d'Osiris, la Viviane de Merlin,
témoin de tes nombreuses initiations en chemin,
j'ai assisté à toutes tes naissances,
à tes couronnements,
à tes chutes et à tes renaissances,
je sais ce que tu vis et toujours, je veille,
il se peut que tu sois en plein éveil,
que plus rien ne soit comme avant
et que tu ne saches pas quoi faire, ni comment.
L'appel, l'élan au-dedans se fait de plus en plus évident,
tu trépignes des pieds pour faire danser ta réalité !
C'est officiel, cher·ère initié·e,*
tu es prêt·e à saisir la clé de ton engagement,
à l'insérer dans la porte de ton cœur vaillant
et franchir le seuil de ton salut, la tête baissée.
Voiles, commencez à vous lever,
il est temps d'embarquer !

MESSAGE DE LA ROSE

Tu l'entends, l'appel. Cet élan ineffable qui te demande de te mettre en chemin, peut-être pour la première fois, peut-être pour la millième fois. Il est temps, mon enfant, d'honorer l'élan de ta quête du héros, de l'héroïne. Lance-toi et plonge dans « l'un-connu », à la rencontre de tes profondeurs. Peut-être que tu doutes. Je te vois, au précipice de ton labyrinthe, que tu prends pour une immense falaise. Je t'entends te poser un tas de questions : « Est-ce que je sais où aller, au moins ? Comment y arriver ? » Tu es au seuil de ta propre Rose, à la recherche de ta raison d'être. Ceci n'est pas une mince affaire, mais sache que tu n'es pas seul·e. Comme une grande sœur, je me présente au tout début du voyage pour m'assurer que tu es prêt·e, et je n'hésiterai pas à intervenir durant ton initiation, en particulier quand tu te sentiras perdu·e.

Je te parle des vertus fondamentales à garder près de toi, comme les pierres du Petit Poucet. Dans tout chemin de réalisation de soi, il est normal de rencontrer des crevasses et des accidents de parcours qui demandent des temps de pause, de réajustement et d'intégration. Sache que l'Univers t'envoie toujours des défis que tu es capable de relever. Rappelle-toi, je veille sur toi, quoiqu'il arrive. Tes vertus sont de véritables points de repère pour rentrer à la maison, c'est-à-dire au cœur du cœur de ton être où tu te sens le plus choyé·e.

Chaque Rose dessine ton chemin parcouru et porte l'essence d'une vertu. Les Roses sont là pour être ton fil d'Ariane durant ce merveilleux voyage. Tu es guidé·e pour te retrouver, grâce à la voix de la Rose Céleste, celle qui chante la mélodie de ton âme depuis que tu es né·e. Tu es amené·e à t'aimer d'un amour encore plus grand, grâce à la Rose Rose. La Rose Noire te montrera comment alchimiser et renaître. La Rose Jaune t'inspirera confiance malgré tout, la Rose Or posera une couronne sur ta tête d'initié·e. Tu t'offriras un repos intérieur et la guérison nécessaire avec la Rose Blanche. Tu apprendras à pardonner avec la Rose Albâtre, à demeurer dans ton cœur avec la Rose Émeraude. La Rose Argent ne sera jamais loin pour s'assurer de ton alignement « cœur-corps-âme-esprit ». D'autres Roses ont hâte de te rencontrer, et moi, je serai toujours là, près de toi.

Quoiqu'il arrive, remets-t'en à la Présence* de ton âme qui sait et qui voit toujours clair, même dans un dédale de pensées et d'émotions. Aie confiance en ton intuition avec le courage de croire en tes visions, en tes élans, en ce plus grand que toi qui œuvre sans limites. Veille à nourrir ton discernement pour trancher les illusions sur le chemin. Connecte ton Verbe créateur à la langue de l'Esprit. Apprends à voir au-delà de l'illusion de la séparation avec ton troisième œil, le premier œil de la vision éclairée. Nourris ton corps-temple pour rester ancré·e et régner dans la justesse de qui tu es. Quelques symboles clés t'accompagneront aussi, comme l'ouroboros* pour que tu n'oublies pas que tout est éternel recommencement en perpétuelle évolution. Garde la croix de vie et la croix andine près de toi, symboles de cyclicité, de fertilité et de créativité, porteuses d'un savoir ancestral. Ouvre-toi au langage symbolique, laisse-le t'enseigner ses secrets. Cela te permettra de te sentir guidé·e et de décoder les peintures réalisées. Et puis, bien entendu, la rose sera toujours là…

Il est temps, la Rose Violette t'attend. Plonge dans ton labyrinthe en toute sérénité. Je m'assurerai toujours que tu ne manques de rien et que tu puisses prendre plaisir à dérouler ton évangile papyrus, pas après pas. Bon voyage, cher·ère initié·e !

POUR ALLER PLUS LOIN

Dans cette pratique, je te propose de penser à ces pierres du Petit Poucet pour préparer ton voyage. Quelles seraient ces vertus qui font preuve de foi pendant l'épreuve ?

Prends de quoi écrire et isole-toi pour être tranquille. Ferme les yeux et respire profondément, avec l'intention de détendre ton corps. Interroge la Présence en toi : quelles sont ces vertus indispensables pour t'accompagner sur ton chemin du héros, de l'héroïne ? Serait-ce peut-être la foi de t'en remettre à plus grand ? L'humilité des enseignements le long du chemin ? La résilience pour comprendre la sagesse des cycles ? La patience pour accepter les phases d'intégration et de ralentissement ? L'engagement envers toi-même pour ne jamais baisser les bras ?

Je te donne des exemples pour t'inspirer, écris ce qui te vient. Ces pierres vertus te sont personnelles, intimes. Comment est-ce qu'elles vont t'aider ? Il y a de grandes chances que les Roses Médecine porteuses de ces qualités se présentent à toi pour t'accompagner.

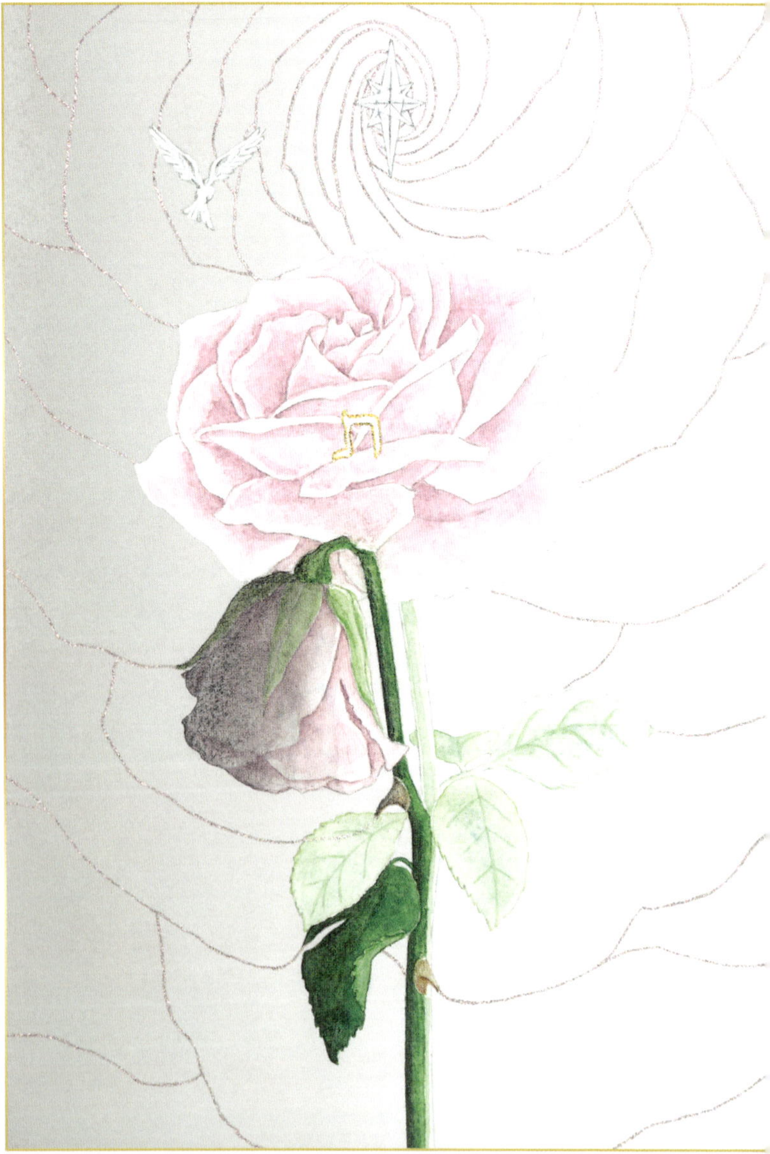

3. LA ROSE AMNESIA

POÈME

Je suis nostalgie et mélancolie,
tendre amnésie, à la fois subie et choisie,
présente en toile de fond.
Voile posé sur une fissure des tréfonds,
une touche de Saudade indéfinie.
Évanescente, je suis la jeune éternelle
qui fige les marques du temps et du Vivant.
Incarnée sans l'être vraiment, échappée belle,
il m'est difficile d'exprimer ce que je ressens.
Je demeure dans l'ineffable qui me tend,
portée par des vagues de vulnérabilité,
à fleur de peau pure, sur le qui-vive et à vif,
je préviens tout mouvement intrusif.
Incarner c'est souffrir, mais c'est aimer
aussi, il paraît,
personne n'est seul en réalité,
tu le sais !
Tends-toi la main
pour rebrousser chemin,
respire et souviens-toi
qu'il est temps de te revivre enfin,
sans craindre la morsure du Vivant en émoi,
éternel et serein.

MESSAGE DE LA ROSE

Il se peut que la vie t'ait fait grandir vite, trop vite peut-être, d'un coup. Il se peut aussi que tu te vives sans te sentir vivant·e, avec une impression d'absence, voire de vide intérieur.

Je suis là pour te dire que je te vois et que je reste à tes côtés, tant qu'il est nécessaire. Je fais écho à la jeune fille et au jeune garçon en toi qui n'a pas d'âge. Je suis le miroir de ta vieille âme qui n'impose jamais son reflet.

Vague après vague dans un semblant de quiétude, ton nerf vague* a été touché et tout est devenu vague à l'âme, sans fond ni forme. Tu as continué de vivre malgré cela, même nié ce qui est trop pour survivre au quotidien. Peut-être que ces mots te touchent, peut-être qu'ils te laissent indifférent·e. Qu'importe, l'essentiel, c'est que tu me voies. Regarde-moi. Tu te sens peut-être déconnecté·e de tes émotions et de tes sensations physiques. C'est comme si des parties de toi n'étaient plus là, est-ce que cela te parle ?

Je viens mettre en mots des états d'entre-deux. Celui que j'ai décrit là s'appelle « la dissociation ». Je viens lorsque l'âme est engourdie et que le corps est amnésique. Ces déséquilibres arrivent le plus souvent après un événement traumatique ou un stress important.

Je viens préparer le terrain de la Rose Glacier que peut-être, tu as déjà rencontrée. Cette merveilleuse alliée enlève la cloche des états figés en soi.

Il est probable que tu te dises : « C'est drôle, je n'ai pas l'impression d'être traumatisé·e... Ça n'arrive qu'aux autres, moi tout va bien... », et puis... ta vie bascule au ralenti, rythmée par des flashs qui font apparaître une réalité tout autre. Ton corps, qui ne fait pas la différence entre le passé, le présent et le futur, te montre qu'il est temps. Il se peut que tu aies l'impression que le sol se dérobe sous tes pas. L'éveil est proche et tu ne peux plus retourner en arrière. Tu sens que ce processus est profondément salutaire, tout en en craignant le déroulé. Tu comprends que tu as passé ton temps à chercher quelque chose autour de toi, à l'extérieur de toi, sans jamais le trouver.

De plus, des signes et des synchronicités s'accentuent pour ne plus refuser l'appel. Celui de se réveiller au Vivant, une nouvelle fois, d'aller chercher en toi ton salut. Tu constates le gel sur certaines parties de ton être, comme si un masque s'était posé pour prévenir les marques de l'incarnation. Tu es appelé·e à sortir de ta propre prison, de ton auto-envoûtement avec discernement, pour prendre le risque d'être à vif et d'ouvrir ta boîte de Pandore.

Je ne vais pas te mentir, il y a des chances que plus rien ne soit jamais comme avant, mais c'est pour le meilleur. Il se peut que les doutes t'assaillent, que ton mental questionne la véracité de ton corps. Aie confiance en la sagesse de ce dernier. Si tu le laisses te montrer, il va te révéler à toi-même.

Demande-toi : quel est le pire scénario de ce processus ? Ton cerveau reptilien te dira que c'est dangereux tandis que ton cœur te dira que tu es en sécurité et qu'il est temps. Tu pourras revisiter l'idée de la vulnérabilité, qui témoigne d'une grande force couplée d'un courage à toute épreuve. Ainsi, tu renaîtras sous un autre visage, avec une main tendue pour un nouveau départ.

POUR ALLER PLUS LOIN

En parlant de se tendre la main, je te propose de faire cette pratique toute simple qui t'aidera à sortir de l'amnésie avec un peu plus de sérénité. Je viens souvent en des temps tumultueux et cet exercice contribuera à ton bien-être, en ayant les bons réflexes pour stimuler ton nerf vague au quotidien.

Garde cela en tête : le corps cherche avant tout à se sentir en sécurité, en toutes circonstances. Si tu as besoin d'être suivi·e par un professionnel, n'hésite pas à demander de l'aide.

Cet exercice explore l'aspect réconfortant et immensément thérapeutique du toucher.

Assis·e, le dos droit, respire profondément. Inspire par le nez et expire par la bouche quelques fois, puis caresse tes bras en douceur du haut vers le bas. C'est comme si quelqu'un te faisait un câlin. Répète ce mouvement une minute en fermant les yeux. Ralentis, entre en contact avec ta peau jusqu'au bout des doigts, observe tes sensations. Dès que tu te sens déconnecté·e de ton corps, fais ce mouvement plusieurs fois. Tu peux le faire dès que tu te sens stressé·e. Rappelle-toi que tu apprends à naviguer avec des outils concrets et de nouvelles habitudes. Il se peut que ce ne soit pas évident à instaurer au début, mais je peux t'assurer que plus tu le feras, plus tu en bénéficieras à long terme.

Tu peux bien sûr montrer ce mouvement à qui peut en bénéficier, que ce soit tes enfants, un·e ami·e… La prochaine fois, essaie en face d'un miroir et accueille ce qui se présente.

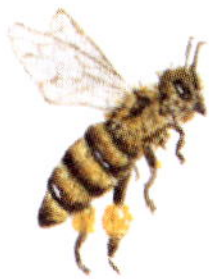

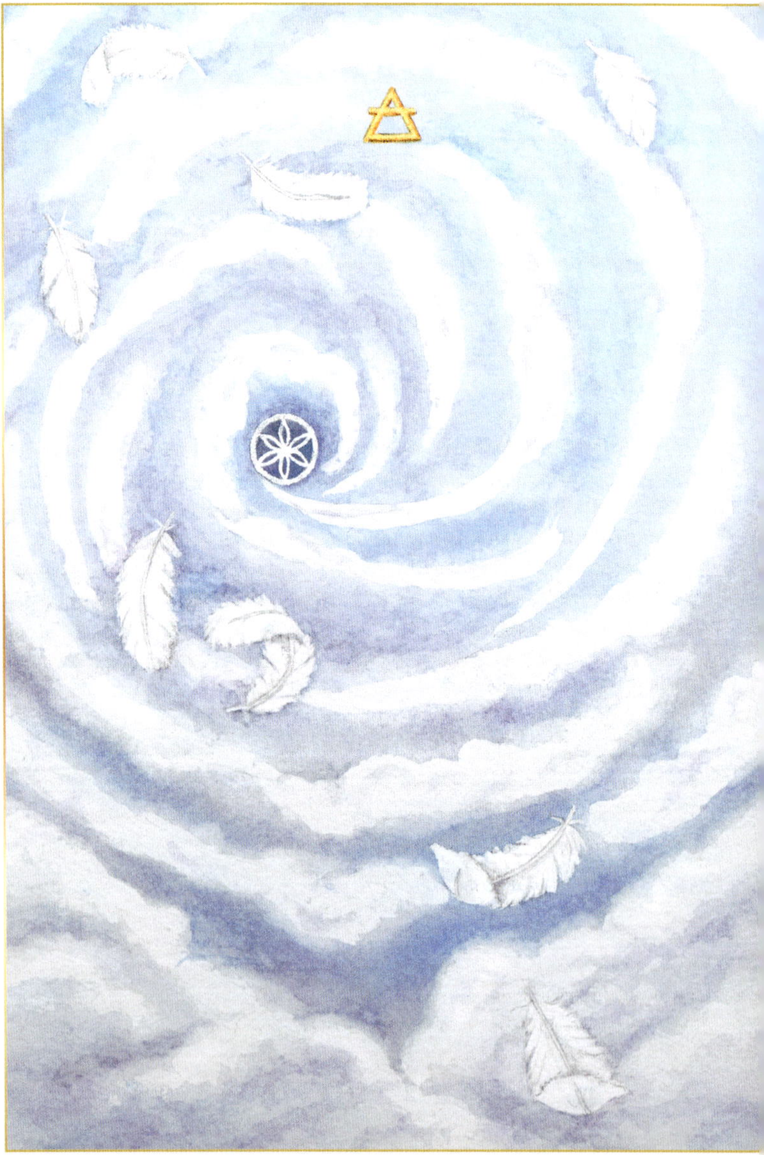

4. LA ROSE AIR

POÈME

Je suis la respiration première
de l'Univers qui se verse, uni
dans le monde vibrant à l'unisson.
Je suis prose, poésie, prière,
chant, mots de l'âme, incantation,
mathématique, symbolisme, rosaires,
dialectes disparus, dialectes réapparus.
Les mots peuvent être des maux comme des ovations,
la vie est un jeu où le je se fait de mots
et joue avec la langue des oiseaux.
En conscience, tu peux faire danser la réalité
du bout de ta langue aiguisée !
Rappelle-toi, le monde a commencé par le Verbe, inspiré,
un souffle d'or t'a respiré·e pour te lier à lui, à jamais.
Lorsque tu doutes, demande-toi :
et si la Présence colorait mes mots,*
qu'est-ce qui ferait vibrer ma voix ?

MESSAGE DE LA ROSE

Il y a tant à dire sur moi, Rose du mouvement, des pensées et de la communication. Je suis l'alliance des voyelles et des consonnes créant le Monde. Union des polarités, les voyelles respirent le *yin* qui vibre, tandis que les consonnes respirent le *yang* qui porte. Je suis l'esprit qui conscientise la matière. Je mets en lumière les multiples couleurs et expressions du Verbe créateur au travers des âges de l'humanité. Se faire comprendre par une communication claire et précise est un art. Comme la Rose Bleue, je te souffle le verbe juste en toutes circonstances. Je t'encourage à conscientiser et à maîtriser ton vent intérieur, soit tes pensées, ayant une directe corrélation avec ton vent extérieur, symbolisant tes mots qui créent ta réalité.

Que ce soit quand tu penses, quand tu écris ou quand tu parles, chaque mot a une vie intrinsèque, une mémoire et une signature vibratoire singulières. Qu'importe la langue choisie, chaque mot prononcé a un impact sur tes molécules d'eau. À ce sujet, je t'invite à regarder l'expérience fascinante de Masaru Emoto. C'est pourquoi je te demande : quels sont les mots que tu penses au quotidien ? As-tu déjà identifié ceux qui pèsent sur ton moral ? Quid de ceux qui font frétiller ton corps ? Tes pensées ont non seulement un impact sur ton bien-être au quotidien, mais aussi sur la réalité que tu crées, respiration après respiration. Il est très fréquent de dire des expressions qui ne nous rendent pas service : « gagner ta vie » en est le meilleur exemple. « Que fais-tu pour gagner ta vie ? », quel non-sens lorsque ta vie est déjà toute gagnée au moment de ta naissance !

Je suis là pour te rappeler la valeur du silence qui parfois est la meilleure des réponses. Mets de l'air entre les mots, et pense à l'impact de ta parole sur autrui, car le mot, à l'image du vent, peut encenser comme détruire.

Certes, il y a l'impact vibratoire, mais il y a aussi l'intonation teintée d'une intention, l'émotion derrière le mot. Je t'invite à en prendre conscience et à observer lorsque tu enfermes l'essence avec les mots, les jugements et les préjugés, pour que ton Verbe créateur, toujours, soit au service de ton authenticité. Puisse la justesse de tes mots exprimer tes pensées avec clarté ! Pour t'aider, tu peux visualiser des matériaux nobles dans ta voix : utilise l'immuabilité de l'or, le discernement de l'argent, la protection du cuivre, la pureté du diamant.

Les mots relient les hommes et les cultures. Les histoires se racontent de génération en génération. Chacun·e construit son monde et l'exprime par des mots. Logiquement, le Monde est la somme de tous les mondes compris par tous les êtres humains. Ainsi, tout ce qui ne peut être articulé avec les mots et dit au sens propre est au-delà du Monde. Cependant, l'esprit cartésien s'obstine à vouloir à tout prix tout nommer, tout saisir par le mot. Je suis là pour que tu fasses la paix avec l'ineffable. Ce n'est pas parce que tu ne peux pas le nommer qu'il n'existe pas. Es-tu d'accord avec l'idée de taire ce qui ne peut être dit ?

Je suis là pour te rappeler de respirer et de créer de l'espace en toi pour rester lié·e à ton Verbe créateur. Sors prendre l'air pour aérer tes pensées. Apporte du soin à ce que tu veux exprimer, tout en acceptant que ce qui dépasse le mot mérite d'être tu et expérimenté en silence.

POUR ALLER PLUS LOIN

Nous allons commencer cette pratique avec une respiration simple. Si tu peux disposer des roses odorantes près de toi, c'est un plus. Assis·e le dos droit, ferme les yeux et inspire profondément par le nez. Expire tout en douceur, toujours par le nez, avec l'intention de te lier à la Présence en toi. Inspire ce qui te nourrit, expire ce qui t'alourdit, sans avoir à identifier quoi que ce soit. Ta respiration est cycle, échange d'énergie, molécules qui ont voyagé. Observe tes pensées qui passent comme des nuages dans le ciel. Sens tes côtes, ton ventre et ta poitrine faire des allers et retours comme les vagues de l'océan. Écoute le souffle dans tes narines, imagine le chemin de l'oxygène dans ton corps. Écoute ton cœur qui bat avec le pouls du monde. Retiens ta respiration pour voir jusqu'où tu peux aller, avant d'accueillir la vie de nouveau. Remercie tes poumons et ceux de la Terre !

Prends une rose dans tes mains et plonge ton nez en son cœur. Respire-la profondément, reçois l'odeur délicieuse qui s'en dégage. Ceci est de l'information. La Rose te transmet ses cadeaux avec grâce.

À présent, pense à des mots qui te font du bien. Cela peut être « paix », « amour », « gratitude ». Laisse les premiers mots se présenter à toi et observe l'impact qu'ils ont dans ton corps, aussi subtil soit-il. Inspire le mot « paix » par le nez, retiens ta respiration quelques secondes et pose ce mot dans ton cœur, puis expire-le comme une offrande au monde. Réitère avec d'autres mots qui t'inspirent. Visualise tes cellules qui frétillent mot après mot. Tu peux dire à haute voix et imaginer leur vibration qui se répand dans l'air, comme les ricochets d'une goutte d'eau.

Cette pratique te permet de prendre conscience de l'impact de ton Verbe créateur, en douceur. Prends le temps de revenir à toi tranquillement. La prochaine fois, crée des affirmations et procède au même voyage proposé avec les mots. Tu peux créer un rosaire de phrases magiques et les répéter comme des vérités absolues qui contribuent à façonner la réalité que tu veux vivre au quotidien.

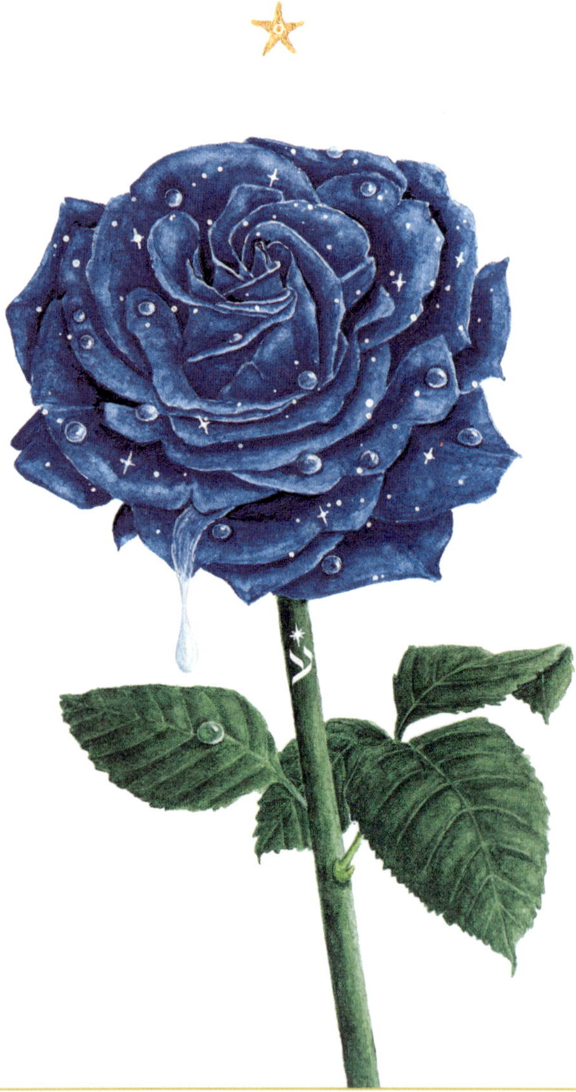

5. LA ROSE BLEUE

POÈME

La vie est pleine de fêtes, d'apprentissages et de projets,
elle est aussi pleine d'un silence,
d'une toile tissée dans le vaste immaculé.
Ce qui est entre les notes d'une musique,
entre chaque mot et chaque pensée,
qu'est-ce, à ton avis ?
La Présence, qui épaissit l'existence,*
la conscience qui encense,
ton âme qui veille sur toi.
Peut-être, parfois, tu l'entends te souffler une inspiration,
ou tu te sens appelé·e à simplement écouter,
avec le besoin de te retirer.
C'est alors que tu te souviens : tu viens
de ces étoiles que tu regardes, fasciné·e,
tu es une âme incarnée,
revenue sur Terre pour s'expérimenter,
apprendre à jouer son rôle sur la grande scène du théâtre de la Vie
pour contribuer au retour de la beauté et de l'harmonie.

Quand ce monde devient tourment,
offre-toi un temps de recueillement
dans le silence imprégné de la Présence,
où demeure l'éternelle évidence.

Si tu demandes et que tu écoutes depuis ton cœur
peut-être alors jaillira la réponse que tu attendais.
Aie foi en ton intuition acérée,
fie-toi aux signes donnés,
danse avec les synchronicités,
l'âme agit quand tu dis oui à la magie
alors demande et tu recevras le souffle de l'esprit.

MESSAGE DE LA ROSE

Je te murmure les secrets de ton âme et les conseils de tes guides par la pratique du silence intérieur. Le bruit ambiant de la vie quotidienne peut polluer ta réceptivité dans un monde saturé d'informations. Si tu m'as tirée, c'est que j'ai ce message à te transmettre : crée l'espace en toi dans ton quotidien, qui sera dédié à une écoute de qualité pour accueillir ce qui veut émerger en toi. Ainsi, je pourrai te souffler ma sagesse, magnifiée par ton art de recevoir (« re-sevoir ») avec facilité, sans douter.

L'art du silence intérieur est une consécration à ce qu'il y a de plus précieux dans ton cœur. Offrir du temps de qualité à ta réceptivité est le meilleur moyen de pratiquer cet art. En conséquence, ton intuition s'affine par l'expérience, des signes et des synchronicités se multiplient. Un véritable dialogue se crée avec l'éther, tes sens sont affûtés, l'air paraît plus épais. Ainsi, tu rentres en symbiose avec la magie de l'Univers, tu apprends à te laisser porter sans être noyé·e, tu navigues entre différents mondes qui existent simultanément tout en gardant les pieds sur terre.

Je te rappelle que tu as le choix, en tout temps et en tout lieu, de demander à être guidé·e, d'écouter et d'incarner l'oracle que tu cherches chez autrui. Apprends à demeurer dans un silence réparateur, ne serait-ce que cinq minutes par jour, pour inviter la Présence en toi. Par « Présence », j'entends la présence de ton âme, de tes guides, de tes ancêtres ou encore de la souffleuse, celle qui te souffle ses mots de sagesse. La Présence te guide à n'importe quelle étape de ton chemin spirituel, et un dialogue peut s'instaurer lorsque tu crois en ce que tu entends.

Imagine que tu es un poste radio avec des antennes : parfois, celles-ci sont sur une chaîne plus matérialiste ou plus sceptique. Mais cela ne définit pas l'ensemble des ondes que tu peux capter. Tu as le choix de changer de chaîne à tout moment, en posant l'intention ferme de te connecter à la Source*. Tu es invité·e à écouter avec les oreilles du cœur et à avoir foi en ton oracle intérieur.

Imprégné·e de cette Présence merveilleuse, tu seras dans un état de conscience légèrement modifié, qui te fait sentir profondément bien, comme à la maison. Tu baigneras dans un « flow », qui ne disparaît jamais car il t'habite. Telle une rivière cosmique, ce « flow » représente un des innombrables flots de la Source et s'exprime par des formes de perception extrasensorielle (comme la clairvoyance, la clairaudience, la télépathie…) ainsi que par l'art (l'écriture automatique, la peinture, la danse intuitive, le chant spontané…). Laisse faire et vois ce qui se dévoile sous tes yeux, laisse-le s'exprimer, guidé·e par ta bonne étoile.

J'élargis ta conscience. Aussi, il se peut que tu reçoives des informations apparemment incompréhensibles ou qui ne te sont pas forcément destinées. Ta curiosité, ton expérience et ta discipline te permettront de te familiariser avec elles et de faire preuve de discernement.

Quelle que soit l'étape de ton chemin spirituel, je me réjouis d'être à tes côtés pour te guider toujours un peu plus, un peu plus loin. Je te remercie de créer un espace physique dans lequel ma sagesse peut s'écouler et être reçue à sa juste valeur.

POUR ALLER PLUS LOIN

Pour cette pratique, assure-toi d'être seul·e une dizaine de minutes, à n'importe quel moment de la journée. Assieds-toi devant ton autel, dans la nature, dans un endroit où tu te sens bien. Ferme les yeux et focalise-toi sur ta respiration sans changer quoi que ce soit. Sens comme ton corps se détend à mesure que tu respires en conscience. Sens le poids de tes jambes et de tes fesses au sol ou sur ta chaise. Observe tes pensées et laisse-les passer comme des nuages dans le ciel. Nul besoin de s'en préoccuper maintenant. Peut-être qu'une pensée va insister pour te distraire ; reviens simplement à ta respiration. Tout ce qui compte est l'air qui entre dans tes poumons et en sort. Retiens ta respiration quelques secondes entre chaque inspiration et chaque expiration. Observe le silence qui en découle. Il peut être ponctué de petits bruits, comme les palpitations de ton cœur, le chant d'un oiseau, le vrombissement d'une voiture. Observe comment tu peux inclure tout cela dans ton paysage intérieur. Quelles sont tes sensations ? Est-ce qu'une pensée revient ? Invite-moi à me poser sur ton crâne. Imagine que mes pétales se dressent sur ta tête comme des antennes. Peut-être qu'un message de tes guides veut descendre en toi. Demande à ta Présence de se rendre palpable.

Il se peut que le silence soit tellement présent que tu aies l'impression qu'il s'épaissit. Écoute sa matière, composée de petits éclats sonores et de crépitements, comme la neige qui fond au soleil. Écoute la subtilité du Vivant en toi, bercée par les vagues de ta respiration. Comment est-ce que la Présence de ton âme se meut en toi, en cet instant ? Qu'est-ce qu'elle a à partager avec toi ? Peut-être qu'elle te souffle une légère mélodie tissant sa toile de soie sonore dans l'éther. Peut-être que tu as soudain besoin d'écrire, de murmurer des mots, de bouger ou de ne rien faire. Suis ton intuition dans l'immédiat, ne réfute pas ce qui est partagé avec toi. Si ton ego veut t'en dissuader, reste dans la clarté de ton discernement et rappelle-toi : la première seconde, c'est ton âme qui s'exprime, la deuxième, c'est ta personnalité. C'est là que tu peux choisir dans quelle fréquence tu souhaites demeurer.

Si rien ne vient et que tu ressens de la frustration, demande ce qui t'empêche de recevoir avec clarté. Écoute attentivement. Établis un dialogue au besoin.

Termine la pratique avec une profonde gratitude. Rappelle-toi du « flow » semblable à une rivière, parfois tu t'y baignes, parfois tu en sors. En conscience, tu peux faire le choix de t'y baigner plus fréquemment, jusqu'à ce que cela devienne une seconde nature au quotidien et qu'il n'y ait plus de doute possible.

La Source demeure, toujours. La Présence est là, quoi qu'il en soit.

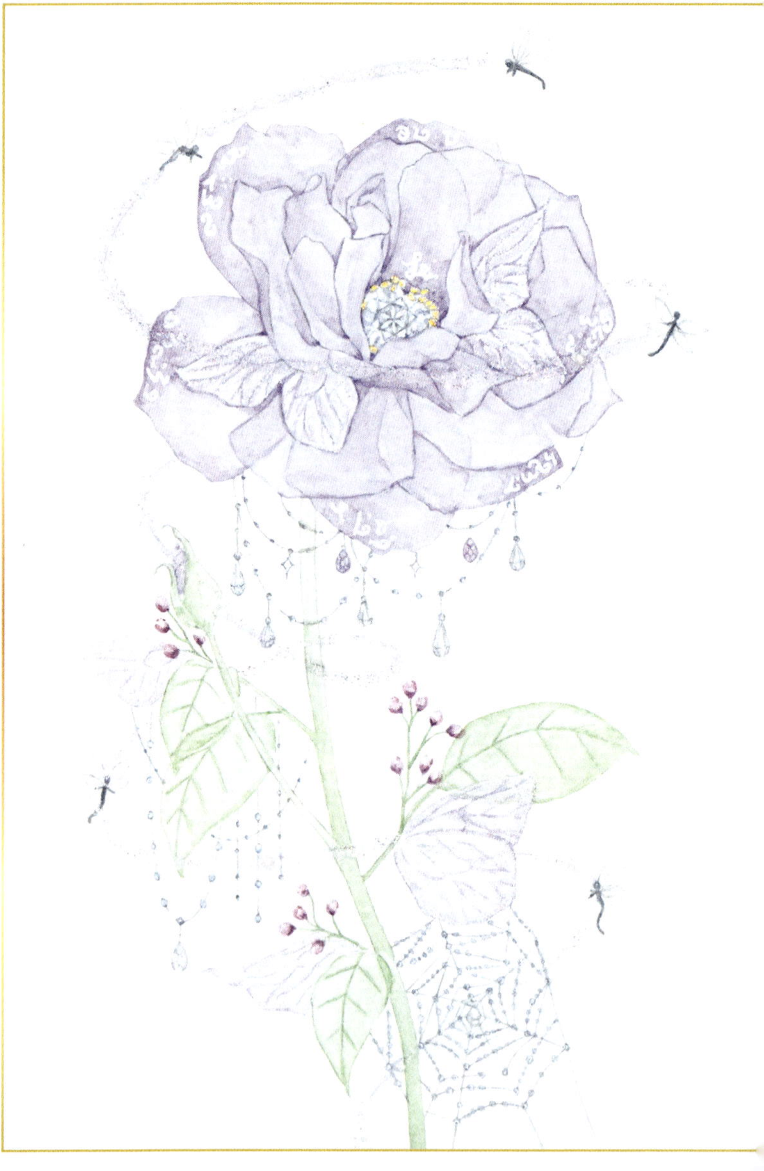

6. LA ROSE FÉE

POÈME

J'étais là quand tu as dit oui,
j'étais là quand tu as choisi ta mère et ton père,
j'étais là quand tu es descendu·e sur cette merveilleuse Terre.
J'étais là à ton premier souffle,
j'ai entendu ton premier cri,
et je ne t'ai plus jamais quitté·e.
Je me suis cachée dans tes peluches, tes Legos, tes poupées,
j'ai été l'ami imaginaire à qui tu parlais jour et nuit,
on a été meilleur·e·s ami·e·s pendant très, très longtemps,
et puis, petit à petit,
avec le temps
a grandi l'ado en déni,
qui s'en est allé·e vers d'autres horizons.
Mais on ne s'est jamais vraiment oublié, au fond,
nous savions que tout cela était une affaire de temps
et qu'au son de clochettes ou d'un chant,
ton champ de conscience toujours s'élargit.
Je t'ai laissé de nombreux signes et synchronicités,
à l'image du givre sur ton pare-brise créant
de somptueuses géométries,
ou des cercles de champignons dans une forêt,
ou encore une plume à tes pieds.
Tes vœux sont toujours entendus, mon enfant, tu le sais
car je porte bonheur aux cœurs enchanteurs,

je suis accoucheuse de lumière façonnée par les éléments,
je prends de multiples formes du Vivant,
je saupoudre de féerie ta magie,
et abracadabra, je réenchante ta vie.

MESSAGE DE LA ROSE

Je suis la porte-parole des fées qui t'accompagnent depuis que ton âme s'est incarnée sur Terre. Elles sont les gardiennes de la mélodie de ton cœur et repèrent lorsque celle-ci sonne faux ou qu'une note a été enlevée ou ajoutée arbitrairement sur sa partition. Les fées voient les masques que tu portes pour te protéger, les peurs qui t'empêchent d'avancer, les blessures qui te coincent dans le passé à l'image d'un disque rayé. Par un son de clochettes, elles te rappellent la Présence* du divin baignant dans le présent de chaque instant. Il leur arrive de rendre visite à tes corps subtils, avec le consentement de ton âme. Ainsi, elles opèrent par de la chirurgie énergétique, à plusieurs dans ton petit ciel, comme des libellules qui œuvrent avec leurs ailes. En douceur, elles enlèvent ce qui est en trop, elles dansent tout autour de toi en saupoudrant de la pommade fardée aux tons parme pour cicatriser certains endroits de ton aura. Elles la refaçonnent en y déposant des perles de rosée recueillie aux premières lueurs de l'aube, venant bénir tes eaux. Elles t'invitent à laisser couler tes larmes salées et sacrées bénies par la grâce de la Présence. Elles tirent certains fils invisibles, caressent et harmonisent avec délicatesse la trame de ton existence pour retrouver la cohérence de ton champ magnétique. Cette œuvre des fées est semblable à du tissage de broderie de soie très fin, de la dentelle aussi délicate et résistante qu'une toile d'araignée. Il se peut que pendant ton sommeil, elles t'enveloppent d'une cape magique pour offrir un profond repos à ton corps physique. Ainsi, la Rose Fée met en exergue le fait que tu n'as pas à souffrir ni à revivre un traumatisme pour en guérir car ton harmonie intérieure est innée. La puissance et la douceur vont de pair dans un processus de guérison.

Les fées portent bonheur et sonnent leurs ailes clochettes pour que tu te rappelles la mélodie de ton âme. C'est pour cette raison que la médecine de la Rose Fée est celle de la transparence – pour ne pas prétendre être autre que ce que tu es. Elle honore tes émotions au rythme de l'impermanence de ton être, car tes émotions sont le langage de ton cœur et lorsqu'elles émergent, elles ouvrent des portes sur ce que le mental ne voit pas. En ton cœur demeure ton pouvoir personnel, dont les fées sont de grandes gardiennes. C'est grâce à l'intelligence du cœur que tu avances, que tu marches ta parole avec sérénité et que tu gardes ton cap.

Les fées sont à la fois des fées de ton logis intérieur et de ton lieu de vie. Pour elles, ton foyer est le berceau de ton âme. Les fées sont très feng shui et exigeantes sur ce qui compose ce foyer. Elles te somment de porter des matières nobles, de qualité, naturelles, et d'avoir conscience de la mémoire qu'ont tes possessions. Peut-être qu'il est temps de faire un ménage de printemps et d'offrir une seconde vie à certains vêtements qui ne mettent plus en valeur l'être que tu es?

Parfois, les fées sont les messagères de tes guides par l'apparition de papillons, d'abeilles, de libellules, de coccinelles ou encore de cigognes. Elles mettent en scène avec brio signes et synchronicités par le biais des manifestations subtiles du monde végétal et minéral. Elles te rappellent qu'elles sont toujours là, quoiqu'il arrive, œuvrant pour saupoudrer ta vie de magie.

POUR ALLER PLUS LOIN

Lorsqu'une émotion forte te chahute, sache que c'est l'occasion parfaite pour moi d'entrer en cocréation avec cet état émotionnel qui n'est pas forcément plaisant. C'est pourquoi cette pratique sera plus ou moins facile, selon l'intensité de l'émotion.

L'émotion, « é-motion », c'est de l'énergie en mouvement dont l'information n'est pas nécessairement intelligible par le mental. Alors, elle passe par le corps en premier lieu.

Pour commencer, je t'invite à laisser l'émotion t'habiter pleinement. Il y a plusieurs paliers d'expérience de l'émotion : le premier est souvent le plus intense, te faisant passer d'un état plutôt neutre à un état de désarroi rempli de tristesse, ou à une crise de colère par exemple. Laisse-toi traverser par cette étape clé qui honore le voyage de l'émotion. Observe quelles parties de ton corps sont impactées. Par exemple, la tristesse va toucher le cœur, la colère va toucher le plexus solaire et les intestins. Il se peut que l'émotion soit liée à une personne en particulier, à un souvenir ou à un événement. Identifie cette information. Laisse couler les larmes, invite ta voix à s'exprimer.

Puis, imagine que je te drape d'un voile léger de la tête aux pieds. Tu te sens soutenu·e dans ta vulnérabilité. Sens que je suis ici non seulement pour honorer ton être, mais aussi pour t'encourager à transmuter ton état émotionnel afin d'en sortir plus sage. Visualise que des petites fées libellules sortent de mon cœur et dansent tout autour de toi, au son d'ailes et de clochettes. Sens qu'elles œuvrent pour t'aider à digérer l'information. Peut-être qu'une nouvelle vague d'émotions te traverse. Laisse-la te montrer, tout en ayant conscience que tu chemines pour comprendre. Quelle blessure est mise en lumière ? Bouge ton corps au besoin, tremble, marche. Je veille sur toi.

Lorsque tu sens que la vague est en train de passer, ou que tu sors de l'œil du cyclone, demande à ton cœur : quel est l'enseignement de ce que je suis en train de vivre ? Qu'est-ce que je dois comprendre ? Accueille les mots, visions, couleurs. Peut-être que rien ne vient car c'est encore trop tôt, ou que l'information n'est pas encore intelligible. Dans ce cas, ne force rien.

Reviens au calme, offre-toi un câlin. Prends des notes au besoin, va au contact de la nature pour te reposer. Donne-toi le temps de revenir à toi et d'intégrer ce qui s'est passé : une véritable alchimie émotionnelle, dans la douceur de ton féminin soutenu par la puissance de ton masculin, à l'image de mes pétales sensibles. Remercie-toi ainsi que l'émotion. Remercie ce que tu as pu apprendre de cette expérience.

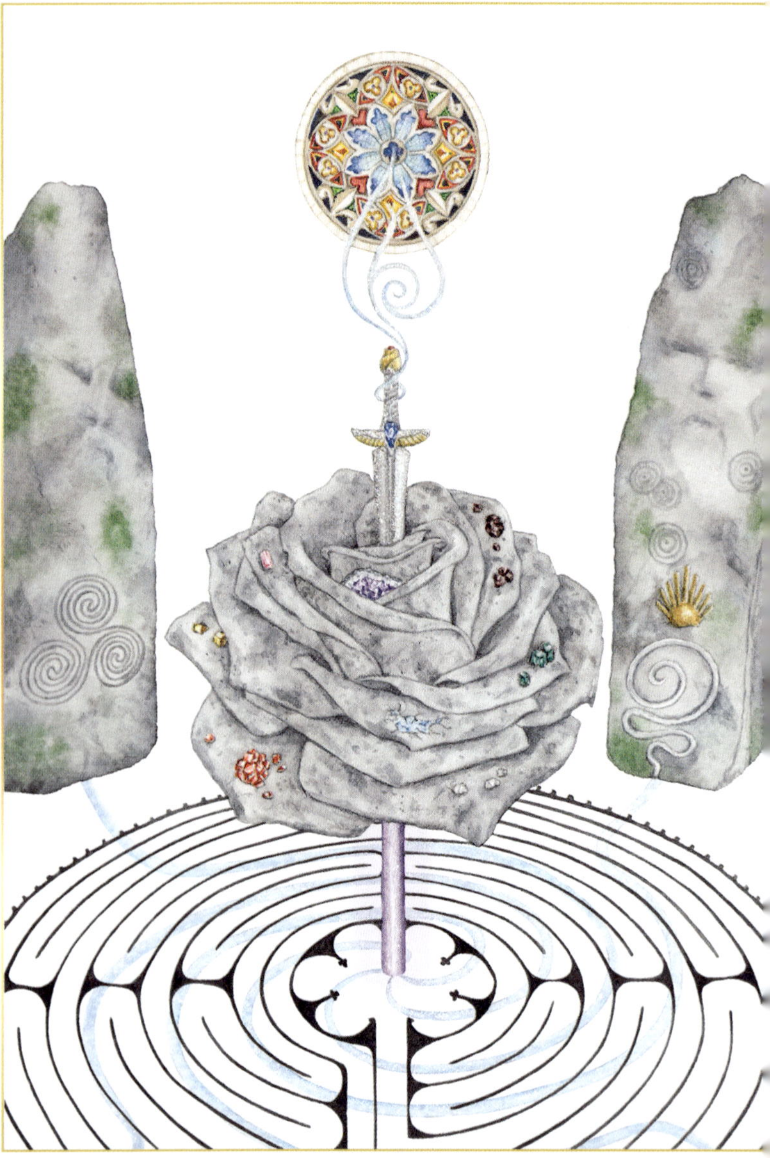

7. LA ROSE PIERRE

POÈME

As-tu déjà été appelé·e par un lieu en particulier ?
Tu sens que tu dois t'y rendre, c'est urgent.
Je t'encourage à suivre ton intuition car je t'y attends.
Gardienne des lieux sacrés du monde entier,
je préserve la mémoire depuis la nuit des temps,
je protège les écrins de la sagesse d'antan,
j'honore chaque site façonné par les éléments,
chaque veine d'eau de la Terre,
chaque source de la Source,*
chaque vortex de prana* *où souffle l'éther,*
l'énergie de l'éther est comme l'air que tu respires.
Sans elle, rien ne peut perdurer.

J'honore l'histoire de ces lieux sacrés
et j'ai besoin de toi, mon enfant,
pour empêcher la bêtise humaine de remplacer
la pierre médicinale par du goudron délétère,
pour préserver ce qui reste de l'héritage de l'humanité.

Suis ton cœur pour les rencontrer
sur les ley lines* *et les chemins d'énergie,*
comme un·e aventurier·e allié·e.

Aie foi en ce que tu reçois, émerveille-toi,
perce le voile du physique au subtil,
expérimente et transmets
la magie des lieux sacrés,
le cosmos ne demande qu'à fusionner avec toi.

MESSAGE DE LA ROSE

Savais-tu que notre Terre est parsemée de lieux sacrés ? Un lieu est considéré comme sacré lorsqu'il permet de créer un lien avec le divin.

Certains sites très connus sont devenus des lieux de pèlerinage, comme Notre-Dame de Paris, La Mecque, Lourdes, le Machu Picchu, le Gange, pour n'en citer que quelques-uns… Certains lieux racontent une légende, honorent un héros ou un être éveillé. Il se peut que des animaux lui soient associés et qu'ils te transmettent une information particulière. Un lieu sacré peut être un cours d'eau, une forêt, un champ de menhirs, un désert, une église, une mosquée, une synagogue, un temple, une montagne, une grotte. Il peut aussi être un coin de ton jardin, un endroit qui t'attire sans raison apparente. Ces lieux appellent ton âme et te connectent au monde invisible. Empreints de sagesse et d'une grande densité d'énergie vitale, ils t'appellent pour te recharger, activer certains codes dormant en toi et réaliser une fois sur place qu'en fait, ce n'est probablement pas la première fois que tu t'y rends ! Ces lieux sacrés peuvent avoir un impact tangible sur l'être, que ce soit une réharmonisation, une guérison, voire un miracle. Leur énergie d'amour est un égrégore* d'harmonie infinie.

À l'instar des nombreux points d'acupuncture sur le corps humain, ces lieux sont considérés comme les points d'acupuncture de la Terre. Par exemple, les menhirs sont liés les uns aux autres suivant un cours d'eau sous le sol. D'ailleurs, c'est la Terre qui décide où les poser, et les sourciers en sont les messagers. Les menhirs créent comme un circuit électrique permettant au courant de l'énergie vitale de mieux passer. C'est pour cela qu'un champ de menhirs est chargé et qu'enlever des menhirs pour construire des routes est une hérésie. Ils ont été soigneusement posés à un endroit précis pour une raison précise que la majorité des êtres humains ignore. Je te mets d'ailleurs en garde sur plusieurs choses : as-tu remarqué la destruction de certains sites sacrés ? Le meilleur moyen de les préserver est d'apprendre à les connaître et de réaliser à quel point leur existence est primordiale sur Terre. Ces lieux ne sont pas n'importe quels lieux, ils sont empreints d'une énergie vitale très dense qu'il faut protéger.

Avant d'aller à l'autre bout du monde, je t'encourage à visiter les lieux sacrés qui t'appellent dans ton pays de naissance. Si ton âme a choisi de s'incarner dans tel pays à telle époque, c'est qu'elle est amenée à communier avec les lieux magiques qui le peuplent. Peut-être que la rivière ou l'arbre juste à côté de chez toi veut te conter son histoire et peut offrir une recharge énergétique. Peut-être qu'il est temps que tu te mettes en chemin pour suivre un pèlerinage qui t'appelle depuis un certain temps maintenant…

Ce que j'ai aussi remarqué, c'est que lorsque l'être humain se rend sur un lieu sacré, il a plus tendance à prendre qu'à offrir. Ceci n'est pas un reproche mais un constat. Si tu es tenté·e de rapporter une petite pierre, un coquillage ou de l'eau bénie, demande l'autorisation au lieu. Sens le « oui » et le « non » dans ton corps, puis, si c'est juste pour toi, offre un chant, une prière, ou ce qui vibre pour toi. Reçois l'offrande du site en conscience, avec l'intention de laisser l'information de l'énergie te traverser à son contact.

Ce qui m'amène à la lithothérapie : j'ai pu constater une tendance à la surconsommation des pierres ces dernières années. Si tu es appelé·e par une pierre, honore-la de tout ton être comme une alliée sur ton chemin. Fais confiance à ses vertus et à sa signature énergétique, elle t'en sera reconnaissante, comme tous les lieux sacrés qui se réjouissent de te rencontrer.

POUR ALLER PLUS LOIN

Pour cette pratique, je te propose de te rendre sur un lieu que tu considères comme sacré et d'explorer ton lien avec lui. Souviens-toi que le lieu t'a choisi·e et non l'inverse, aussi, si tu te sens appelé·e par un lieu en particulier, c'est que c'est lui le gagnant, ne cherche pas ailleurs ! Tu comprendras sans doute sur place pourquoi c'était lui et pas un autre. Si c'est un site connu, donne-toi le choix de te renseigner sur lui ou non. Il est toujours intéressant de se rendre sur un lieu sacré sans avoir d'a priori, pour laisser libre cours à l'intuition.

Une fois rendu·e sur le lieu, aie conscience de la transition entre le moment où tu arrives sur le lieu et celui où tu l'investis pleinement en conscience, avec l'intention de t'y connecter. Peut-être que tu seras happé·e par une conversation, des pensées, un souvenir.

Entre dans ton présent, en silence, et laisse toute distraction (livre, téléphone…) derrière toi. Souvent, les lieux sacrés vibrent fort à plusieurs kilomètres. Il se peut que tu ressentes leur magnétisme à cette distance. Pas après pas, tu es invité·e à te mettre au diapason du lieu qui a son propre rythme. Ralentis et respire amplement. Si tu t'y rends avec un groupe, suis ton allure, ne force pas le pas, fais-toi confiance. Marche et respire en conscience, tout en te connectant aux alentours. Demande la permission d'entrer en contact avec le site. Laisse tes sens et tes pieds te guider sur un autre chemin que celui indiqué. Fais des temps de pause et observe la qualité de l'air. Peut-être qu'il y a une densité particulière, peut-être que tu sens une petite résistance dans le corps. N'hésite pas à bouger et à fermer les yeux. Tu viens avec ta vibration au contact d'un lieu dont l'énergie vitale est très condensée. Un petit calibrage est sans doute nécessaire pour se fondre dans sa densité énergétique. Accueille les émotions et les manifestations physiques (que ce soit des picotements dans les mains, des maux de tête, de l'euphorie). Peut-être que certains dons extrasensoriels s'activent, c'est normal. Aie confiance dans le *timing* de ta réceptivité : la première seconde est la bonne, contrairement à la seconde d'après qui doute.

Lorsque tu seras en union totale avec le lieu, tu te sentiras en paix, léger·ère comme une plume, avec une conscience de ton corps éthérique beaucoup plus accrue. Fais un câlin à l'arbre centenaire, enlace un menhir de tout ton être, laisse ta voix s'exprimer si nécessaire. Il se peut que tu reçoives des messages, que tu entendes des sons d'ailleurs, que tu fasses même des rencontres. Celles-ci ont sans doute des messages importants à te communiquer. Le lieu te reconnaît et te célèbre comme son enfant. Il est heureux que tu le perçoives dans toute sa dimension.

Remercie ce rendez-vous hors du temps ! Si tu veux rapporter un souvenir, demande l'autorisation et offre quelque chose en retour. Les esprits de la nature t'en seront reconnaissants.

DESCENDRE DANS SES ABYSSES

Transmuter le plomb en or

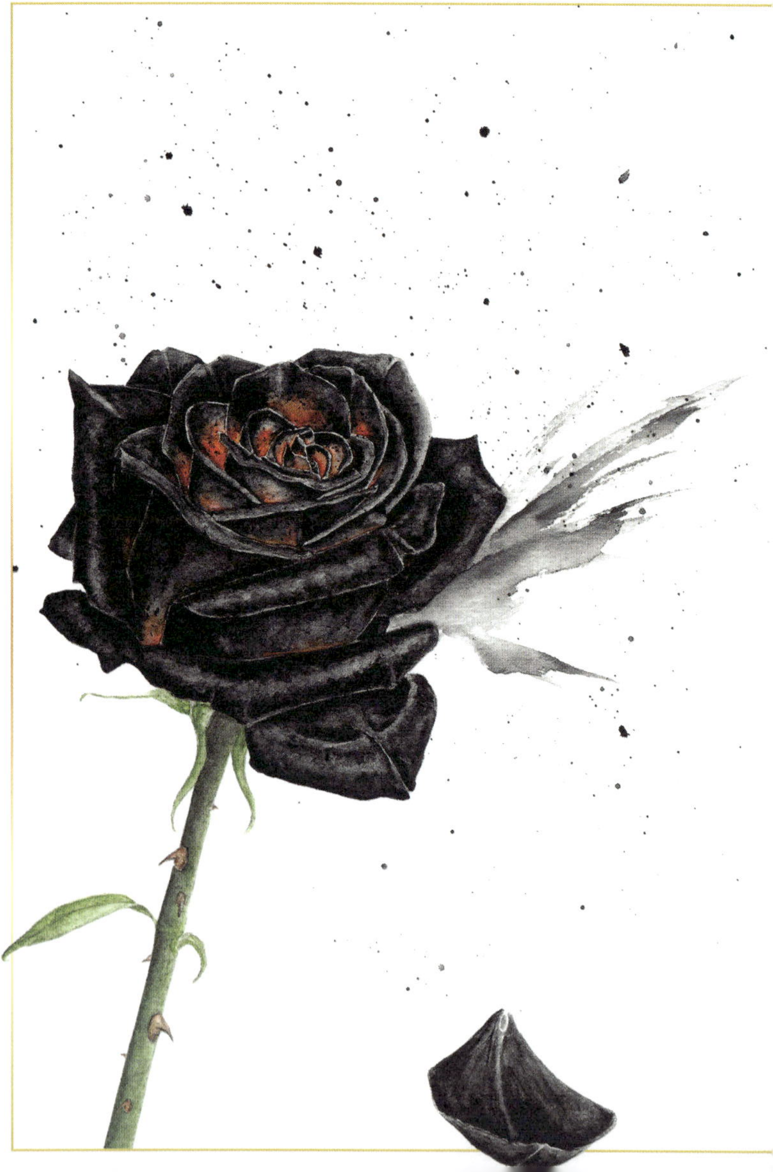

8. LA ROSE NOIRE

POÈME

Maîtresse des mystères, de l'insondable et de l'indicible,
je suis Kali qui rétablit l'en-saignement du chaos fertile,*
je suis Sara la vierge qui te ramène dans le noir
pour te baigner nu·e dans ta nuit
et te rappeler cher·ère enfant,
que tu n'es jamais seul·e en ces temps bénis.

Je suis là, ta plus grande alliée,
je t'accompagne à demeurer là où tu vois tout sans rien voir,
dans le trou noir de la création, mon sexe noir,
là où il n'y a rien et tout en même temps,
là où tu sais sans savoir,
dans le chaos fertile d'une énième mue,
témoignant toutes tes peaux qui ne sont plus,
tu te rappelles pourquoi tu es ici, encore,
tu as connu l'extase, les pleurs, la rage, le désespoir,
tu es tombé·e des tas de fois et tu t'es relevé·e,
tu as appris, engouffré·e dans tes abysses,
à naviguer dans les méandres des peurs et des vices.

L'espace-temps n'existe plus au cœur de mon cœur
où demeure la lumière des lumières, la source noire.
À mon contact, tu as l'impression de stagner,
de régresser, de recommencer,

encore et encore, sans fin, tu ne sais plus qui tu es,
n'aie crainte mon enfant, tu es protégé·e !
Sous mes pétales, tu ne sais pas où tu vas,
mais avec tes tripes, tu y vas, pas d'autre choix
que de se laisser choir au sein de la nuit noire de l'âme,
où règne la magie de ta force brute qui te terrifie, la flamme
originelle, le tourbillon d'élans de vie indomptés
au service de ta vérité, initié·e,*
tu vis l'œuvre au noir à son apogée.

MESSAGE DE LA ROSE

Effluves de mort pour certain·e·s, effluves de libération pour d'autres, je suis au service de ton être essentiel*, sans concession. Dans le contexte d'un processus alchimique psychique, je me réfère à l'œuvre au noir, l'œuvre de la putréfaction. Il se peut que tu vives une rupture, un changement radical de vie, une grande remise en question ou même un deuil. Sur le plan collectif, l'œuvre au noir est liée à des guerres, à des révolutions, à des temps très tumultueux où nous savons que rien ne sera plus jamais comme avant. Le processus de l'œuvre au noir est propre à chacun·e et n'est certainement pas linéaire. En effet, elle peut être présente ponctuellement, tous les jours, pendant trois jours, trois mois, trois années… Parfois, tu la sens arriver, parfois elle te surprend. Ce qui est certain, c'est que si des formes-pensées, des croyances et des relations polluent ton être essentiel, j'apparaîtrai tôt ou tard, munie de mes épines en forme de faux. Je fauche tout ce qui te dessert pour le jeter dans le chaudron alchimique de tes tripes. Car rien ne se perd, rien ne se crée, tout se transforme. En effet, tout plomb peut être transformé en or, te rappelle la Rose Cendre, mon alliée de cœur. Tandis qu'elle fait appel à la déesse Akhilanda*, je me présente souvent sous les traits de la déesse sanguinaire Kali au visage courroucé. Elle fait peur car elle déstabilise et remue ce qui est stagnant, au service de ton authenticité. Elle ne cherche pas à te plaire, car ce serait te corrompre. Elle t'invite à ne pas te fier aux apparences, mais davantage au processus alchimique. Sa langue défie le verbeux, les faux-semblants et surtout ton mental qui veut tout saisir. Elle est l'œil du cyclone qui voit au-delà des apparences et à travers les voiles mis sur ton être. Ainsi, ta vérité t'éclate en plein visage, faisant tomber les masques, et il est difficile de s'en cacher. Il se peut que ta boîte de Pandore s'ouvre, menant à de grandes libérations, qui ne sont pas forcément confortables à vivre au quotidien, bien que salutaires pour ton âme. Comme dit l'adage : « Chassez le naturel, il revient au galop », tôt ou tard. Il est illusoire de penser que tu pourras continuer à te mentir. Je t'enseigne la notion de cyclicité du temps qui n'est pas linéaire. Ainsi, tu dois faire la paix avec le changement, qui demeure la constante primordiale dans l'Univers.

Tandis que la Rose Argent prépare le terrain en coupant certains liens toxiques, j'arrache les racines d'un problème récurrent pour te le mettre en lumière, tel qu'il est. Certes, je suis un visage de la Sophia* un peu moins clément, mais je suis indispensable car au service de la justice divine. Ce qui est faux donne lieu à un témoignage sans concession, et tu es invité·e à laisser cette partie de toi, cette croyance, cette histoire que tu racontes mourir pour rendre justice à ton être essentiel, quoiqu'il en coûte. Le courage de ton cœur est mis à l'épreuve. Ton mental a terriblement peur de cela alors que ton âme chante les louanges de sa libération. Ainsi, tu sautes dans le précipice de ta grotte avec foi en « l'un-connu », en ce qui te dépasse, en ce qui va survivre. Car au moment juste, tu sortiras du creuset alchimique, plus proche de toi-même. Il se peut que tu souries en lisant ces lignes parce que tu l'as déjà vécu maintes et maintes fois. Tu sais, au fond, ô combien ce processus alchimique est salvateur ! Tu sais que ta part d'ombre n'est pas contre toi, mais que le contraste qu'elle met en lumière te permet de révéler ta vraie nature. Sans elle, comment pourrais-tu savoir qui tu es vraiment ? Comment y aurait-il une évolution de ta conscience si tu n'apprends pas à transformer ton plomb en or ?

POUR ALLER PLUS LOIN

À ce sujet, ma pratique décrit brièvement les étapes d'une alchimie psychique. Tu es invité·e à l'utiliser lorsqu'un événement ou une personne vient te bousculer, lorsque tu ressens un déséquilibre émotionnel, que tu procrastines ou que tu sens que ton énergie vitale est ralentie.

La première étape est d'écrire tout ce qui te traverse dans ton journal intime, sans te censurer. Écrire ce qui est « négatif » permet de sortir le « soufre », et bien que cela semble contre-productif, c'est une étape majeure de libération. Tu mets la lumière sur ton plomb tout en gardant une distance par l'écriture. Cette étape permet d'enclencher le processus et de court-circuiter la procrastination et le perfectionnisme qui remettraient ce genre de pratique à plus tard. Si tu sens que c'est nécessaire, lance-toi sans trop réfléchir. Rappelle-toi, tu es ta priorité. Si l'information est liée à quelqu'un, réponds à ces questions : « Qu'est-ce qui m'a heurté·e exactement (est-ce une phrase, un regard) ? », « Quelle a été/Quelle est ma réaction émotionnelle ? », « Quel aspect de moi parle dans ce contexte ? ».

La deuxième étape consiste à autoriser le changement en toi. Cette étape t'aide à te responsabiliser en étant clair·e sur la nature de ton plomb. Fais appel à tes deux polarités pour te soutenir. D'abord, connecte-toi à ta part féminine : donne de l'amour maternel à ce plomb. Valide toutes tes émotions, fais-toi un câlin et rassure-toi. Au besoin, demande à la Rose Blanche, à Marie, à Kuan Yin ou à d'autres déités de t'offrir de la compassion envers toi-même. Puis, contacte ta part masculine. Sache que lorsque tu écris sur ce plomb, il ne te définit pas. Les peurs, les doutes et les blocages conscientisés sont de l'énergie en train d'interagir dans ton champ magnétique. Au lieu de t'identifier à ce plomb, observe-le. Ainsi, tu fais preuve de discernement sans te juger. Par exemple, si tu écris sur une croyance limitante, demande-toi : « Quand ai-je décidé cela ? Quel est mon intérêt de penser cela ? » Sache aussi que le temps ne conditionne en aucun cas le changement qui peut arriver instantanément. En effet, lorsque tu es prêt·e, l'alchimie se fait, et cela n'a pas à être difficile ou douloureux. Récite ce mantra pour t'aider : « Je te vois, je te remercie et je te laisse partir. »

L'alchimie psychique a lieu à la troisième étape avec l'aide de ton être essentiel. Connecte-toi à lui. Comment est-ce qu'il voit ce plomb ? Pourquoi est-ce que ce dernier ne représente pas qui tu es vraiment, dans ta multidimensionnalité ? Qu'est-ce que ton inconscient et/ou subconscient peut apprendre de ce plomb ? Quel est le message de cet or ? Il se peut que tu ressentes encore la mémoire du plomb en toi, c'est normal. Respire dans ton cœur en ayant foi au processus et rappelle-toi que le temps est ton meilleur allié. Il se peut que tu ressentes une libération énergétique, physique ou émotionnelle. Accueille l'espace qui se crée alors que la plaie cicatrise.

Puis, ancre-toi par l'expression de ta gratitude. Ceci est la quatrième et dernière étape. Bravo, tu peux être fier·ère de toi ! Prends un temps pour intégrer ce qui s'est passé et te célébrer. L'alchimie psychique n'est jamais anodine et demande de l'intégration par le repos. Observe ce qui est différent en toi. Comment est-ce que tu peux prendre soin de cet or au quotidien ?

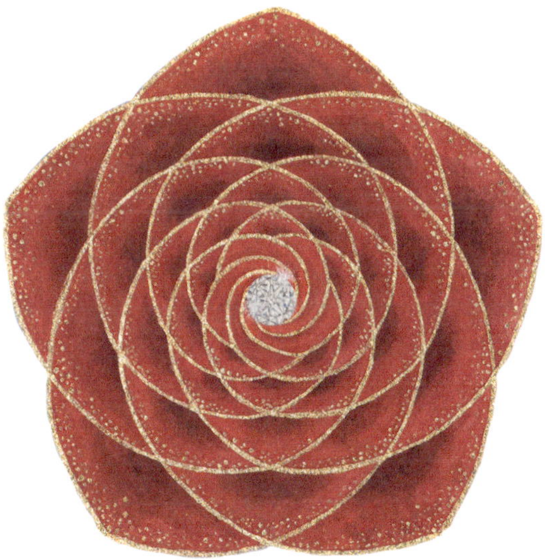

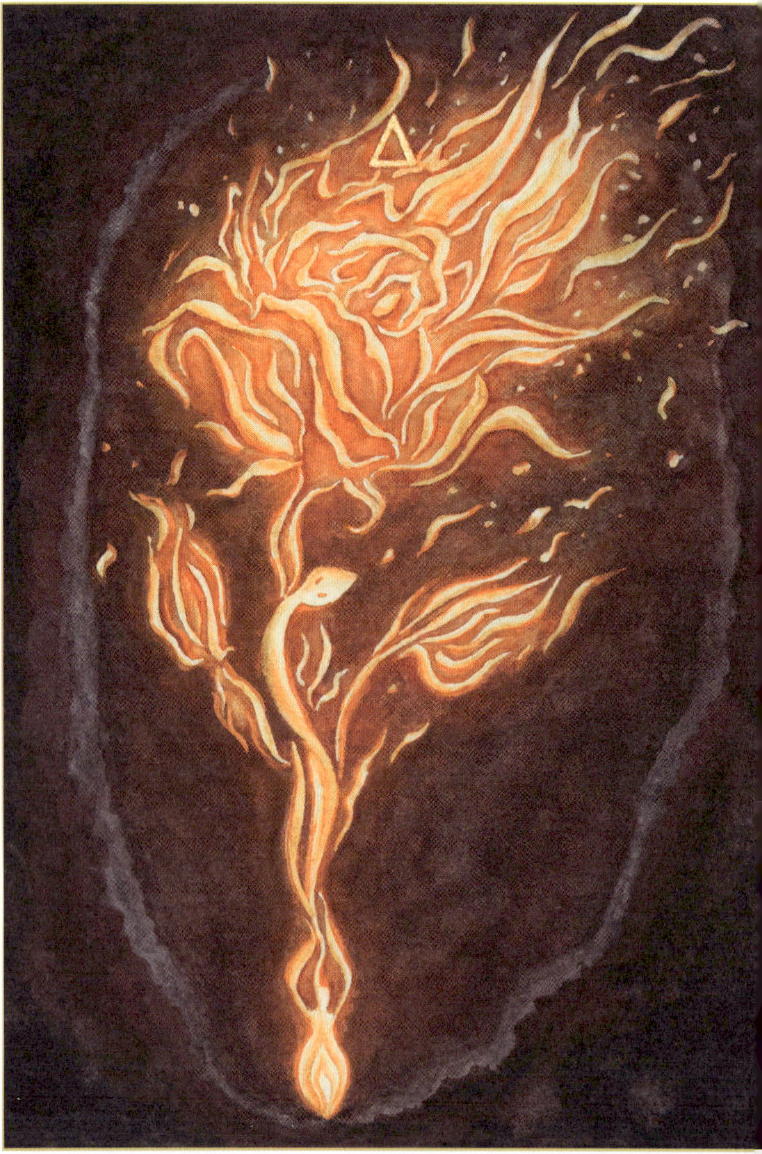

9. LA ROSE FEU

POÈME

Soufflée entre deux cailloux je suis née,
et ton humanité évolua, à jamais.
Ne suis-je pas fascinant quand tu y penses ?
Dans la fabrique de la réalité, un éclat de roche m'a créé
comme un éclat d'étoiles prêt à prendre vie, je danse.
Grâce à moi tu te réchauffes, tu vois dans la nuit,
tu tournes autour de moi, dans ton axis mundi*,
tu m'utilises pour transformer la matière
selon l'intention, je suis la flamme de la neuvaine posée en prière*
je suis aussi feu indomptable, impétueux et fier
éteint comme encensé par les autres éléments
je suis le feu de la discorde qui envahit des forêts
la sécheresse des eaux, les cendres de la colère.
Je suis ce qui fut, feu de renaissance permanent
la puissance de ce qui dépasse au service du divin
dont la lumière jamais ne s'éteint.
Je suis l'ivresse chaude de l'esprit qui te dit :
« Embrase-moi, embrasse-moi, il est temps
de t'emparer de mon être tout entier
de brûler sans consumer
*d'être le feu blanc de la Présence**
la toute première flamme de la transcendance. »

MESSAGE DE LA ROSE

Je suis le feu de la terre, le feu de la force, le feu du ciel qui, telle la foudre, tombe en fulgurance sur qui sait me connaître véritablement. Ma danse te rappelle le mouvement de la vie et que la seule constante de l'Univers est le changement. Bon nombre de contes se sont transmis autour de moi, depuis que les ombres se voient danser sur les murs. Dis-moi, quel est ton rapport au feu ? As-tu peur de moi et de toutes mes manifestations ? Est-ce que je te fascine ?

Utilisé dans le cadre de rituels et de passages, je représente la purification, le deuil et la renaissance des cendres. Je permets à la nature de se régénérer et de se renouveler. Selon l'intention, je sers différents desseins. Comme ma compagne la Rose Eau, j'ai mon ambivalence. En effet, j'éclaire autant que je déchaîne, j'illumine autant que je détruis, de trop près je brûle ce qui essaie de m'attraper, de trop loin j'échappe au monde. Je suis autant le feu des pleurs rouges de tristesse, de colère et d'indignation que le feu de la pure Présence. Il me faut trouver ma juste place, celle de l'échange intelligent et de la maîtrise assidue. Ainsi, je suis l'intuition transformée en volonté, je crépite d'inspiration et d'action, je te relie au tout, à l'amour inconditionnel du Vivant. Quand je porte l'eau divine en mon sein, je suis le feu blanc qui ne peut ni brûler ni se consumer. Je suis les rayons du soleil qui embrasent ton âme, l'or alchimique symbolisant le divin masculin illuminant ton corps de lumière. Je n'hésite pas à brûler encore et encore toutes les couches t'empêchant de me goûter. Je suis le feu du foyer intérieur qui réchauffe ton ventre et remonte le long de ta colonne vertébrale, tel le serpent de la connaissance. À l'instar de la prostituée sacrée, je suis le feu sexuel au service de l'éveil spirituel. Est-ce que tu sais que ton corps-temple est fait pour l'illumination ? Je te demande d'être aux aguets pour que jamais je ne m'éteigne et que ta conscience, toujours, soit éclairée par l'Esprit. Là est ton défi ! Chaque allumette est une intention, un choix, une action. M'entretenir permet de toujours tendre vers le haut, d'être flamme incandescente qui monte vers le ciel. Je suis conscience purifiée, élévation spirituelle rendue possible par ta volonté de t'affranchir de la tyrannie de ton ego.

Je veux savoir ce qui anime ton feu. Tu es peut-être tout feu tout flamme, avec des accès de colère fréquents. Ou peut-être que tu arrives à maîtriser ta colère ? D'ailleurs, sais-tu où celle-ci vient se loger dans ton corps ? Lorsque je te parle de maîtrise, je ne parle pas de contrôler, ce qui équivaudrait à m'étouffer, voire m'éteindre. A contrario, il se peut que tu me ressentes peu en toi. Si c'est le cas, laisse-moi te réchauffer, en douceur. Je suis le feu de la connaissance qui veut t'enseigner ce qui est fertile, mystique, libre, ce qui se comprend dans l'expérience en conscience. Je t'invite à te laisser danser par mes veines de feu pour toucher le ciel. C'est pourquoi tu as besoin d'une structure solide ancrée, d'une sécurité intérieure pour que ton corps-temple puisse m'accueillir comme il se doit, sans que je te brûle ni te consume, mais que je te révèle à tes pleins pouvoirs. Tu es ce feu qui t'inspire tant, tu es ce feu qui t'impressionne tant. Apprends à te connaître pour te maîtriser au quotidien. Je t'invite à une subtile danse alchimique où chaque souffle est profondément tantrique. Déclare-moi ta flamme et je te bénirai de poésie !

POUR ALLER PLUS LOIN

Pour cette pratique, nous allons me respirer, grâce à une respiration yogique. Assis·e en position de lotus ou sur une chaise, garde le dos bien droit, relâche tes épaules. Sens le poids de tes fesses et de tes pieds, observe s'il y a une quelconque tension. Focalise ton attention sur ton bas-ventre ainsi que ton sacrum. Imagine que j'y demeure et que je ne demande qu'à danser avec toi. La respiration se fait de la manière suivante : par le nez, expire en contractant l'abdomen. À mesure que tes poumons se vident, ton ventre rentre et ton diaphragme remonte. À l'inspiration, laisse l'air remplir tes poumons et grandir dans ton ventre. Observe la magie de ton corps qui opère naturellement ! Maintenant, nous allons m'activer par une expiration courte et saccadée, ce qui provoque une rétractation rapide du ventre. L'inspiration est légèrement plus longue. N'hésite pas à regarder des vidéos YouTube pour t'assurer que tu opères correctement. Le nom de la respiration se nomme « Kapalabhati », elle ne dure que quelques minutes.

Une fois prêt·e, lève les bras en V et ferme les yeux. Tes mains en poing, seuls tes pouces sont pointés. Imagine que tes bras sont deux antennes ; focalise ton attention sur ton bas-ventre. Débute la respiration, à ton rythme, par le nez. À mesure que tu respires, tu devrais sentir de la chaleur parcourant ton corps de la tête aux pieds. Visualise que ton bas-ventre est comme une centrale énergétique, où tu pompes de plus en plus d'énergie. Il se peut que ton bassin fasse des mouvements de va-et-vient, c'est normal. Savoure ce qui se passe. Si tu as des tensions dans les bras, utilise le pouvoir de l'expiration pour tenir. Alchimise la douleur par ta volonté respirée. Focalise ton attention sur ton troisième œil. Peut-être que ça picote, que des visions viennent. Si tu souhaites envoyer cette énergie à quelqu'un qui en aurait besoin, un projet, un rêve, vas-y. Visualise et envoie avec ton intention. Imagine un feu de lave qui grandit dans ta centrale énergétique, et qui va là où il y a besoin dans ton corps. Parfois, ce feu monte le long de ta colonne vertébrale, parfois il reste à un endroit bien précis. Observe sans attente et surtout savoure.

Progressivement, ralentis la respiration et baisse lentement tes bras de part et d'autre de ton corps, en imaginant que l'énergie emmagasinée nourrit ton aura. Quelle est sa couleur ? Pose tes mains sur ton bas-ventre et visualise une flamme éternelle qui danse. Frotte vivement tes paumes et pose-les sur tes yeux qui s'ouvrent pour bénéficier du *prana**. N'hésite pas à poser tes mains dans le bas du dos, sur tes épaules, là où tu sens des tensions. Profites-en pour t'offrir un doux massage.

Lève-toi lentement et observe ta démarche. Peut-être que ton centre de gravité aura changé et que tu sentiras un regain d'énergie. Tu peux réitérer cette pratique tant que tu veux, idéalement le matin car, tu l'auras compris, elle active ton feu !

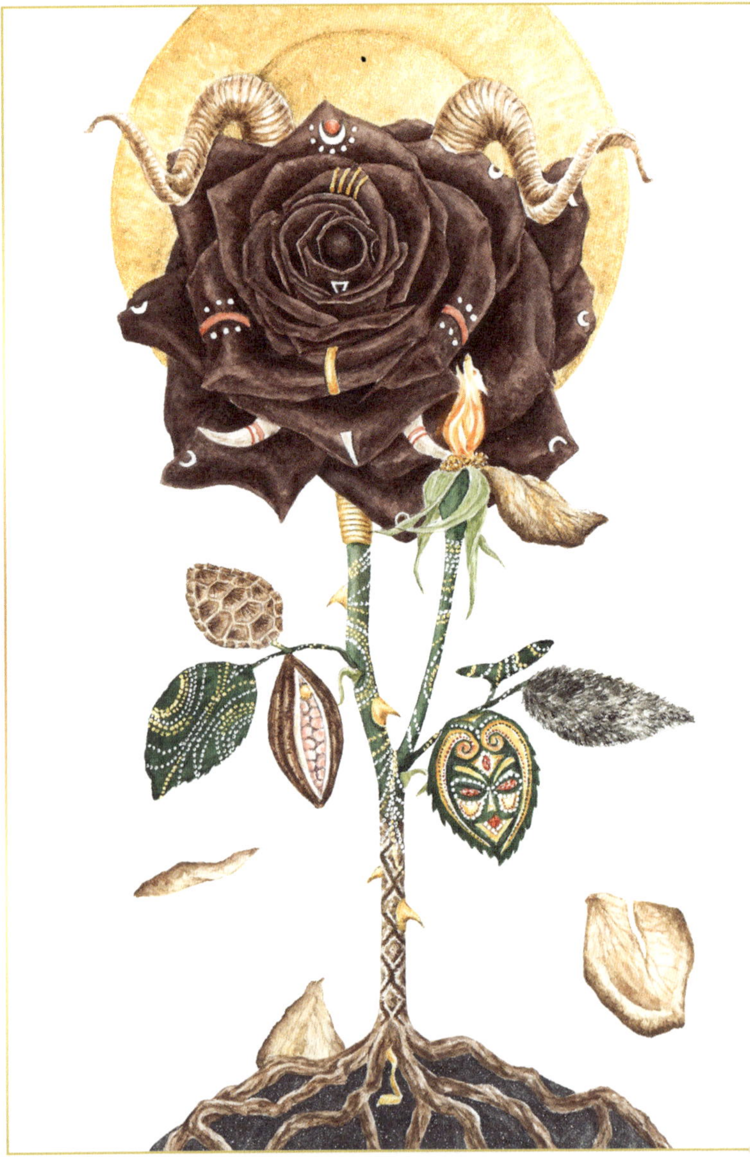

10. LA ROSE CACAO

POÈME

Caca, oh !
Affreux, ce mot !
Diantre, comment ai-je pu
prononcer ce qui doit être tu ?
C'est parce que, vois-tu,
j'envoie valser le bien-pensant, j'aime offusquer, choquer,
je ramène un semblant de bon sens dans
ce monde un peu trop édulcoré.
Je suis le mouvement premier de l'élan spontané,
je défie ce qui est malade, ce qui est figé,
je te fais reconsidérer l'idée de la beauté et de sa subjectivité.
Vois-tu, ce qui est dans tes intestins,
je le trouve très beau, très saint,
alors je fais des prouts pour te dérider,
c'est sûr que ça ne sent pas la rose et alors, pourquoi se vexer,
cela ne te rend pas pour autant moins digne d'être aimé·e !
Je suis le trou noir des tréfonds,
là où le silence est si épais qu'il enveloppe chaque respiration.
Aussi vierge que la Rose Blanche,
je casse les codes et les tabous, je tranche
à l'image du noir, j'absorbe toutes les couleurs, j'avale l'éternité
je n'ai pas à me protéger car je suis tout ce qui est.
Je suis l'expérience inévitable de l'incarnation,
je défie l'idée de la séparation,

je suis la désidentification.
Tous ceux qui disent qu'ils t'aiment sous
condition ne t'aiment pas vraiment,
moi, je t'aime inconditionnellement,
je t'aime comme tu es, il n'y a rien à changer.
Laisse ta peau respirer, tes cheveux être gras,
tes aisselles sentir le vrai,
tu es parfait·e à mes yeux, alors, fiche-toi donc la paix !

MESSAGE DE LA ROSE

Démiurge, je demeure au fond de tout l'existant. Je suis le tout premier germe, le premier éclat de lumière, le premier mouvement, le premier battement de cils, le premier son, celui du souffle de l'Univers. Je suis la vierge ébène des abysses, là où la lumière est si blanche qu'elle en est obscure. Telle Lilith*, je brave les interdits, je revisite les péchés capitaux, je suis l'absence absolue de morale. Je ne suis certainement pas ce qui est attendu de moi car cela m'ennuie, je me bats pour le bon sens des tripes ; ce qui est trop sophistiqué m'étouffe. Anti « fais pas ci, fais pas ça », je viens te chercher avec mon flambeau, gardien de la lumière des lumières, pour te ramener au fond de ta grotte dans ton plus simple appareil, avant que tu n'aies été touché·e par le soleil, le jugement, l'idée de la séparation, du manque, du sacrifice, la peur de ne pas être à la hauteur, d'être plus ou moins bien que je ne sais quoi. Je jette tout cela aux oubliettes de ta psyché. Dans la grotte, la vue, le sens le plus utilisé dans ton monde, est très limitée. Ainsi, tu touches du bout des doigts ses parois, tu renifles l'humidité, le sel, la moisissure. Tu écoutes des échos qui rebondissent, tu te laisses guider par ton animalité retrouvée. Tu te réappropries ton sens de l'odorat d'antan, aujourd'hui saturé par les parfums chimiques. C'est que sentir bon parfois est d'une puanteur sans nom.

Selon ton état d'esprit, je peux t'être insupportable. En effet, je mets en lumière ce que tu ne veux pas voir en face. Je célèbre les états qui dérangent pour revenir à la nature profonde de ce que tu es. Quand l'éloquence te met des œillères sur ta condition humaine, j'arrive en force. Pourquoi vouloir être irréprochable ? C'est d'un barbant ! Tu ne laisses pas le Vivant t'embrasser, te marquer, t'incarner. Tel le son d'un gong, je décristallise les parties de toi qui craignent d'être jugées. Comme le vernis que tu grattes, je racle à la surface de ta conscience tout ce qui ne tient pas. Je viens te chercher dans ton aspect le plus originel et le plus brut. Laisse-toi te voir comme je te vois, nu·e, sans artifices, sans pensées trop compliquées qui te coupent de ton humanité.

Profondément inclusive, je dénonce l'idée du corps parfait, les stéréotypes montrés à tout va, les peaux épilées à outrance, lisses et sans rides, les cheveux blancs qui n'ont pas leur place, les poignées d'amour qui doivent disparaître. Quelle pression d'être humain ! D'ailleurs, pourquoi est-ce que tu trouves sale ce qui sort de toi ? Au lieu de voir le dégoût des viscères, j'y vois la beauté. J'honore le génie de ton corps qui assure sa bonne santé. Au service des fluides qui dérangent, je suis le pus qui coule pour guérir. Je célèbre ton sang, tes règles, ton caca, tes crottes de nez, ton pipi, ton sperme. Je suis l'empreinte animale de la dakini, le féminin le plus féroce et inavoué en toi. Explore-moi dans l'expérience ! J'ai la couleur de la terre, il n'y a pas plus ancré que moi et je me sens digne, profondément digne. Quand tu doutes, je te cueille comme la belle rose sauvage que tu es et te dis : assume. Assume ta vulnérabilité, ta colère des tréfonds. Tu es ça et ça et ça sans pour autant être défini·e par tout ça. Sois digne de ce qui te traverse, sois digne de tes émotions, sois digne de ton intensité. Si tu me penses trop, tu passes à côté de moi. Enlève le bâton de tes fesses et rejoins-moi sur la scène de la vie, pieds nus, et danse comme tu n'as jamais dansé. Grogne, siffle, gueule, rote, pète, tremble, rampe, hurle à la lune avec tes tripes, VIS ! Retrouve le chaos fertile en toi, fais l'amour au néant, cela fera péter quelques boulons en toi, le serpent se remettra en place, là où il doit être. Et c'est lui qui te dansera, comme l'être indéfinissable que tu es, plus grand que toutes les étiquettes qu'on a voulu coller sur ta peau. Si tu danses avec moi, je te promets, tu ne te reconnaîtras pas… tu te retrouveras.

POUR ALLER PLUS LOIN

Dans cette pratique, je te propose d'entrer en contact avec ton anus comme tu ne l'as jamais fait auparavant. Lu comme ça, ça fait un peu brut de décoffrage, mais que veux-tu, on ne se refait pas !

L'anus a gardé une certaine intégrité, notamment une sensibilité vibratoire et énergétique, agréable ou à la limite de l'insupportable pour certaines personnes. À peine on le touche, il réagit immédiatement – fascinant quand tu y penses, non ? Ton anus est un concentré d'énergie qui donne accès au chaos de la création avant la création. Par l'anus, tu accèdes au rien alors qu'il y a déjà tout, en réalité. C'est le trou noir de ton corps, en d'autres termes. Le trou noir, en astronomie, est celui qui retient la lumière et qui l'empêche de s'échapper. Par sa force de gravité absolue, il avale la lumière. Personne ne sait ce qu'il y a de l'autre côté de ce trou noir !

Ton anus a besoin de beaucoup de douceur et d'être conscientisé pour exister pleinement dans ton anatomie. C'est ainsi qu'il te dévoilera ses pouvoirs, notamment mystiques. Lui, qui est au nord de ton bassin, lié à tes racines et à ton ancienne queue, est le gardien de la lumière des lumières.

Pour commencer la pratique, assieds-toi et ferme les yeux, les pieds posés au sol. Respire naturellement en faisant un scan de ton corps qui se détend progressivement. Pose ton attention sur ton anus, et quand tu te sens prêt·e, contracte-le doucement, puis relâche-le. Observe tes sensations. Peut-être que tu remarqueras que ton anus se relève légèrement à la contraction, ce qui donne une mini érection de ta colonne vertébrale. Visualise-la s'ériger subtilement. Cet anus n'est autre que la crypte de la Vierge noire*. Ce trou noir est la source des sources, un des lieux de naissance de Sara la noire dans le corps et d'accès à l'essence de l'œuvre au noir. Ce que Sara la noire aimerait, c'est que tu retournes dans la première des grottes pour laisser le serpent noir, la pulsion vitale que tu ne vois pas, se présenter à toi et te permettre de ressortir sous un nouveau jour, depuis la nuit, vierge.

Si cela te va, visualise ce serpent noir se mouvoir dans la région de ton anus, de ton coccyx et de ton sacrum. Continue de contracter ton anus tout en imaginant le serpent monter lentement le long de ta colonne vertébrale. Peut-être que ton corps va se balancer d'un côté à l'autre ou d'avant en arrière, peut-être que ton bassin fera de légers cercles ou rien du tout. Laisse ton corps se mouvoir librement. Puis, quand tu sens que c'est le moment, termine la pratique avec l'intention d'intégrer l'expérience. Visualise le serpent noir retourner dans sa grotte. Remercie-toi d'avoir dit oui à cette pratique ! Il se peut que tu ne voies plus trop ton anus de la même manière, et c'est tant mieux !

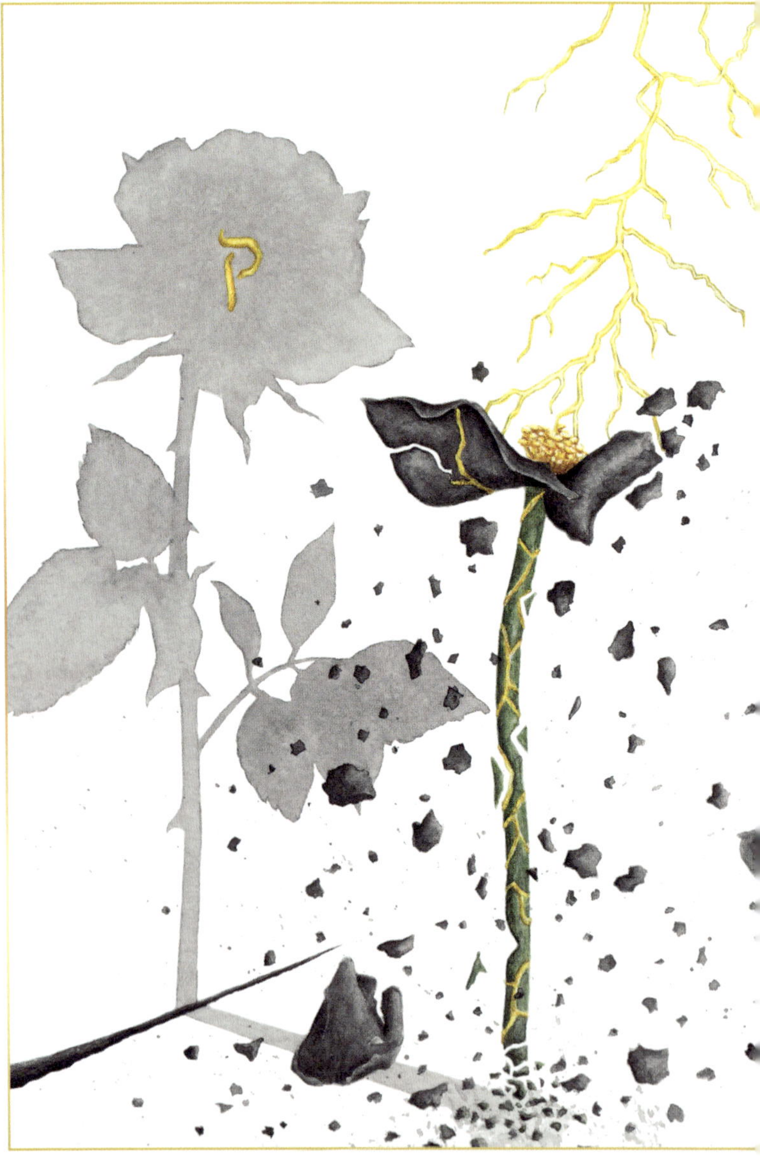
ק

11. LA ROSE CENDRE

POÈME

Note, note le déséquilibre avide,
la montée de larmes acides
ta peau fait mal tellement le temps est distordu,
un voile abyssal se pose en ton cœur perdu,
tu ne te sens plus à ta place,
te voilà, criant « de grâce ! »

Sonnent, sonnent les glas de l'inévitable,
elles prennent tes tripes d'un coup de tonnerre,
tu ne sais plus ce qui est véritable,
tu ne vois plus clair.
Qu'entends-tu encore ?
Une énième mue, à ton issue,
que diable, encore !
Dans une course incessante vers ton être dépouillé,
il te faut céder.

Crac, coup d'éclair,
ton cri déchire le voile de la torpeur,
tu te vois tomber, tout s'accélère,
monte en toi la nécessité de te laisser faire
va, va dans cette fonte, et demeure.

Consumé·e dans un silence assourdissant,
tu jaillis du néant,
les masques ont fondu,
il ne reste plus que ta vérité, à nu,
tu te bats dans tes cendres encore chaudes,
aveuglé·e par la clarté rougeaude,
te revoilà, plus que vivant·e,
tatoué·e d'une énième cicatrice d'or sur ta chair émeraude.

MESSAGE DE LA ROSE

Comme un coup d'éclair, je m'abats sur toi, déchirant les voiles de distorsions du Soi. Ce coup d'éclair est un coup de génie ; comme un soleil dans la nuit noire de l'âme, il éclaire tes zones d'ombre, il dépouille, il fond les masques desquels jaillissent des perles de vérité. Je suis ton ange gardien à la force brute qui œuvre pour ton authenticité. Ainsi, tout ce qui ne sera pas aligné avec ton être véritable sera susceptible d'être dépouillé.

Certes, le processus peut être dur et fastidieux, avec l'impression d'être déjà passé·e par là maintes et maintes fois. Nulle crainte, tu connais le chemin : celui de l'abandon. À quoi bon se battre contre les forces du bon sens ?

Abandonne-toi à la transmutation sans résistances, car résister ne fera qu'inscrire dans la durée ce qui est. Observe ton corps qui te sert d'ancrage, rappelle-toi que tout est temporaire. Tu es invité·e à plonger la tête la première dans les affres de la distorsion pour te rencontrer de nouveau sous un prisme plus cristallin, nu·e, véritable.

Une fois la tempête passée, tu respires toujours, tu es un peu plus vivant·e, bien qu'un peu sonné·e, portant la cicatrice d'une nouvelle transmutation sur ta peau et sa mémoire encore chaude dans le creuset de ton ventre. Ta résilience est ta boussole grâce à laquelle tu nourris ta force d'esprit et la foi en toi-même. Tu es la somme de tes cicatrices d'or, qui sont des anciennes fissures par lesquelles le génie de ta lumière est passé pour ne plus jamais se cacher. Tu ne meurs pas, tu renais toujours, comme un phœnix valeureux. Le kintsugi illustre parfaitement ce processus : en sublimant les fêlures d'objets cassés avec de l'or, cet art japonais valorise la beauté de la vulnérabilité, qui ne tue pas mais rend plus fort·e.

Explore tes tourments intérieurs dans le juste équilibre : sois dans l'œil du cyclone avec l'allié·e de ton espace-temps qui observe ce qui se passe sans jugement.

Rappelle-toi que tu procèdes à cette alchimie pour ton bienfait et que tu as les ressources nécessaires pour en sortir encore plus sage.

POUR ALLER PLUS LOIN

Je te propose de suivre le protocole suivant, bien sûr, dans la mesure du possible, dans un endroit où tu peux être seul·e et à l'aise. Plus tu feras cette pratique, plus elle deviendra seconde nature.

Voici les étapes à suivre :

- Lorsque tu te sens désaligné·e, touché·e par une émotion forte, la première étape est de ne pas nier la distorsion. Localise dans ton corps l'endroit qui est le plus touché. Laisse la sensation s'intensifier en respirant profondément. Prends conscience de ton allié·e intérieur·e, qui regarde la scène se passer, au service de ton cœur souverain.

- Une distorsion peut mettre en lumière une peur et/ou une blessure, donnant naissance à un masque pour protéger l'ego (comme celui de la petite fille, de la victime, de la garce par exemple...). Personnifie cette distorsion : à quoi ressemblerait-elle si elle avait deux bras, deux jambes, une tête ? Quelle est la couleur de sa peau, de ses cheveux ? Quel est son regard, son état émotionnel, sa posture physique ? Quel masque a-t-elle ? A-t-elle besoin de te dire quelque chose ? Pose-lui les questions suivantes : « Pourquoi es-tu là ? De quoi as-tu besoin ? Comment te sentirais-tu si tu satisfaisais ce besoin ? »

- Bouge ton corps, laisse-le te montrer son besoin et répondre librement, à sa manière. Si tu te sens bloqué·e, réponds aux questions ci-dessus : « Je suis là parce que... », « J'ai besoin de... », « Si ce besoin était satisfait, je me sentirais... ». Prends des notes, enregistre-toi sur ton téléphone.

- Imagine que cette distorsion absorbe tout ce dont elle a besoin pour être satisfaite et rassurée. Ce serait par exemple ton enfant intérieur qui a besoin d'être entendu et d'avoir un gros câlin. Observe les sensations dans ton corps : est-ce que la distorsion est toujours aussi forte ?

- Rappelle-toi que ton allié·e (l'ange protecteur en toi) est toujours présent·e pour t'accompagner. Il/Elle est là pour soutenir la distorsion dans ton processus de guérison. Au lieu de la juger ou de la nier, ton allié·e lui offre tout l'amour dont la distorsion a besoin afin d'être transmutée. Fais appel à lui/elle si besoin : quelle est son allure ? Comment peut-il/elle t'aider ?

- Lorsque tu sens que le processus touche à sa fin, respire amplement. Remercie la distorsion de te montrer où tu as besoin d'amour. Remercie ton allié·e d'être toujours au rendez-vous pour revenir à ton cœur. Remercie-toi en t'offrant un câlin. Qu'est-ce que tu as appris sur toi-même ?

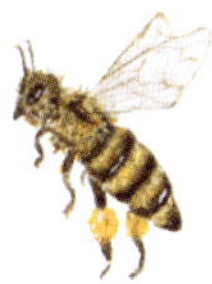

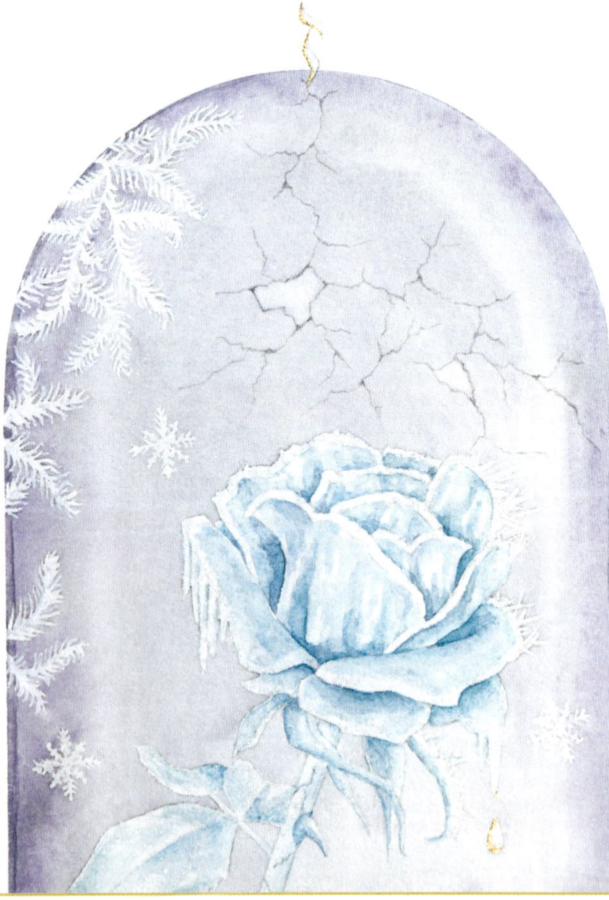

12. LA ROSE GLACIER

POÈME

Ton système nerveux est sous tension,
ton nerf vague tient bon*
mais il est temps de lâcher prise tu le sais,
il est temps de laisser craquer.
Si je viens à toi, c'est que tu es prêt·e mon enfant,
à suivre l'intelligence de ton corps triomphant
laisse-moi te montrer
comment faire la paix sans redouter.
J'opère toujours en douceur et au ralenti,
c'est mon modus operandi.
De la pointe de mes pétales de glace,
je me pose avec grâce
sur tes parties cristallisées,
crac, un petit choc se fait,
sens ce tremblement sous ta peau lasse,
c'est l'allégresse du Vivant qui crépite
de pépites de sagesse qui réhabilitent.
Le sentir de nouveau, avec joie
comme si tu respirais pour la première fois
dans ces endroits au sang-froid
l'air s'immisce petit à petit,
le Vivant reprend sa place sans effroi
comme neige qui fond au soleil de midi,
il délie les nœuds figés avec foi

tu as l'impression que tu vas mourir de vie
le froid brûle comme le feu qui revit
la chair qui s'est oubliée renaît
la partie immergée fait fondre le passé
qui ne se nie plus mais assimile pour intégrer.
Là est ton salut d'être humain
œuvrant pour ton bien.
C'est en acceptant de ressentir ton corps
que tu transformes ton plomb en or.

MESSAGE DE LA ROSE

Je crois que tout le monde sur Terre a été, d'une manière ou d'une autre, exposé à des événements potentiellement traumatisants. Et c'est normal ! C'est le gage d'être vivant ! Le traumatisme est un état de choc dû à une intrusion dans ton espace vital. Le lien au Vivant se rompt et quelque chose se fige. Peut-être que pour toi, le traumatisme ne concerne que des événements terribles comme la guerre, l'inceste, la violence physique et mentale. Mais un traumatisme peut arriver dans des situations des plus ordinaires. La négligence parentale ou la maltraitance relationnelle en sont des exemples. Il arrive au quotidien, créant des couches de protection sur des parties de Soi figées, créant un glacier intérieur dont seul le bout est visible, c'est-à-dire conscientisé. Les conséquences d'un traumatisme sont multiples, comme un état de dissociation et de sidération, un trouble de stress post-traumatique… Quand une personne est dans un état de dissociation par exemple, elle est comme immobilisée dans le temps, coupée de ses sensations. Ceci est un mécanisme de protection.

Le traumatisme se passe lorsque le corps crée un état d'alerte en voulant se protéger d'une possible menace. Par exemple, quelqu'un voit quelque chose qui lui fait peur : d'un coup, il retient sa respiration, son cou se raidit, ses yeux sont grands ouverts. Ce qu'il fait pour se protéger d'un potentiel danger (les réactions les plus communes sont se battre ou fuir) crée d'autant plus de stress dans son corps. Qu'il y ait eu danger ou non, le problème est de rester dans cet état d'alerte après coup, car le mental interprète que la menace est toujours là. Et on aura beau lui dire qu'il est en sécurité, s'il reste dans un état d'hypervigilance, il n'y croira pas et le traumatisme restera coincé dans le corps qui continuera à vivre en s'adaptant. De plus, le corps réagira à certains déclencheurs qui font rejouer la même histoire traumatique. Ceci s'appelle être dans un état de stress post-traumatique.

Est-ce que tu connais la différence entre un animal et un être humain ? L'animal, qui est beaucoup plus exposé au danger de manière générale, évacue le stress causé immédiatement après une attaque. L'être humain, lui, la stocke. Pourquoi ? Parce que d'une part, il n'a pas appris à faire autrement et d'autre part, inconsciemment, il craint les sensations qu'il pourrait ressentir. C'est comme si on lui demandait de sortir d'une apnée interminable pour respirer de nouveau. S'il respire de nouveau, il ressent et se confronte au risque de souffrir, mais aussi d'éprouver du plaisir. Ainsi, toute source de sensations devient l'ennemi.

Si je me présente à toi, il est temps mon enfant, tu es prêt·e. Je suis là pour t'aider dans ce processus en te montrant une tout autre réalité du traumatisme, qui n'est pas une condamnation à mort. Son impact sur ton corps est réversible et c'est grâce à lui que tu peux guérir et sublimer tes blessures. Si tu me laisses opérer, je me pose sur toutes les parties fragmentées et cristallisées de ton corps pour faire fondre ce qui a été figé.

Ainsi, petit à petit, ces parties se réveillent pour revivre, et cela est merveilleux, bien qu'inconfortable, car ce processus propose un changement, qui peut être intimidant. Je t'invite à te relier à ton corps qui te permettra d'aller un peu plus en profondeur dans ta relation au traumatisme de manière concrète. Avec une approche qui te soutient, tu peux te sentir en sécurité d'aller voir le reste de l'iceberg. Si tu apprends à te relier au traumatisme, tu apprends aussi à le prévenir physiquement et émotionnellement pour limiter ses dégâts potentiels sur ton système nerveux et sur ton nerf vague. Si tu sais comment le traumatisme s'est installé et que tu peux travailler directement avec, alors tu tiens une clé d'alchimie puissante qui t'accompagnera toute ta vie.

POUR ALLER PLUS LOIN

Une des clés pour approcher la guérison du traumatisme est d'y aller petit à petit, avec humilité, et de prendre tout le temps dont tu as besoin. La première étape est de reconnaître le traumatisme en toi, et cela est déjà un énorme pas en avant. Alors bravo ! Tu t'offres une immense preuve d'amour. Je suis là pour mettre la lumière sur la partie immergée de l'iceberg, soit ce qui a été renié, refoulé, caché. Sache que pour faire ce travail, ton corps a besoin de se sentir en sécurité et de ralentir. Tu auras besoin de parler aussi, d'être accompagné·e par un professionnel, car selon la gravité du traumatisme, tu ne peux pas œuvrer seul·e. Durant le processus de guérison, je t'invite à t'offrir encore plus d'indulgence et de t'armer de patience, car cela prend du temps.

J'ai envie de te parler du nerf vague, également connu sous le nom de « nerf pneumogastrique », considéré comme le nerf le plus long du corps. On l'appelle « vague » parce qu'il s'étend de manière complexe depuis le cerveau vers plusieurs organes dans l'abdomen. Son rôle principal est de réguler la respiration, la digestion, le rythme cardiaque et… la réponse au stress. Ainsi, stimuler le nerf vague au quotidien peut avoir un impact considérable dans la régulation des émotions, notamment lorsqu'un travail sur les traumatismes est entrepris.

Il existe pléthore de manières de stimuler ton nerf vague et d'apaiser ton système nerveux, à commencer par la respiration en conscience, l'activité physique, tout exercice de relaxation. Dans cette pratique, je vais te transmettre un exercice à faire dès que tu te sens stressé·e : masse le haut de tes oreilles (appelé « le pavillon ») avec tes index, en faisant des ronds en douceur. Explore et sens le contact de ton oreille avec ton crâne sous la pulpe de tes doigts. Ajoute le son « Mmmmhhh », avec la première tonalité qui te vient. Fais l'exercice pendant une minute et ferme les yeux en respirant profondément.

À la fin de la pratique, observe tes sensations. Peut-être que tu vas sentir un grand changement intérieur, ou que ce sera plus subtil. Fais-le autant de fois que souhaité.

En proposant à ton corps des pratiques simples comme celle-ci, tu lui montres qu'il est possible de compter sur soi pour réguler toute réaction émotionnelle. Tu lui prouves qu'il existe une alternative et que le traumatisme est une invitation à toujours privilégier ton bien-être. Renseigne-toi sur le nerf vague, tu trouveras d'autres exercices simples à faire au quotidien pour t'accompagner en toute tranquillité vers un retour à la maison, dans ton corps et dans tes sensations.

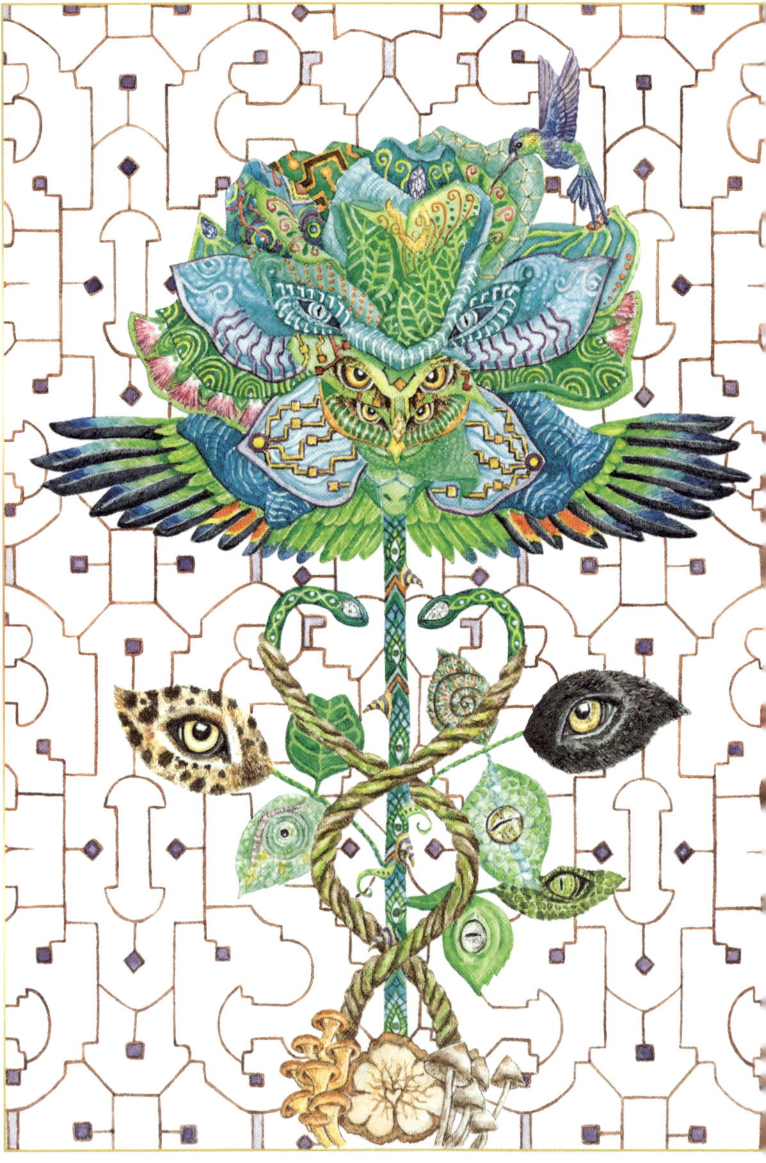

13. LA ROSE AYA

POÈME

Dans le noir
je t'attends
et je t'apprends
à voir
ce qui est
je suis état de conscience modifié
perception déformée
sensations altérées
délire sacré
certains disent être sous influence
je dirais plutôt sous clairvoyance
vois comme tout redevient essentiel
fondu dans le moment présent éternel
je suis scintillement
lumière sinueuse
éclat de conscience en tournoiement
comme une intraveineuse
je colore ton sang de mes couleurs
je te fais sortir de ta dépression torpeur
*je ne suis pas infernal, mais chtonien**
lové dans le bassin amazonien
j'échappe à ton mental pour aller droit au cœur
je fais vomir ton ego et danser ton bassin
pour qu'il soit bas saint

et redevienne le trône de ta souveraineté
je te fais trembler comme une plante déracinée
et ainsi tu sors de ton corps
pour voir l'envers du décor
vois comme le noir te fait briller
vois le kaléidoscope que tu es
vois comme tout est vivant et doit être protégé
sois donnant-donnant avec tous les règnes sur Terre
tu ne peux pas te servir indéfiniment dans le ventre de la mère
sans la remercier d'une quelconque manière
si je t'appelle dans tes rêves, par des signes et synchronicités
c'est qu'il est temps de me rencontrer de l'autre côté.

MESSAGE DE LA ROSE

Ces dernières années, je suis de plus en plus mentionnée dans les conversations. Vigne de l'âme, je te fais boire la source arc-en-ciel, je t'enivre d'un poison libérateur. Je suis attraction-répulsion-exaltation, chemin hors des sentiers battus pour goûter les extrêmes opposés. Je dessine des kénés* dans la tête des initié·es*, ceux qui sont capables et volontaires d'œuvrer en conscience avec moi. Source* première de tout savoir au goût de racines, je suis spirale à l'image du mouvement vital, je te danse encore et encore jusqu'à ce que tu en perdes la tête et que tu plonges dans tes racines de lumière. Ainsi, je t'enracine dans la matière tout en te faisant toucher le ciel. Rien n'a de secret pour moi car je suis le secret qui anime le Vivant. Je t'offre la connaissance innée, sans avoir à étudier. Je te fais toucher le monde « un-visible », celui qui t'échappe alors qu'il est partout. Je te permets de communiquer directement avec les esprits, les ancêtres, les divinités.

Je reste un mystère pour les cerveaux trop scientifiques et rationnels. Je défie l'idée de la réalité et les lois de l'intellect. Je terrasse l'ego et ses certitudes. Plus tu résistes, plus je persiste et plus je creuse le trou béant en toi et plus j'appuie là où ça fait mal pour qu'enfin tu te libères du poids que tu t'imposes. Le seul choix est de faire confiance à la multiple mort renaissance qui en découle. Ce n'est pas très plaisant mais nécessaire, car en vérité, je te remets à ta place. Anaconda primordial, je perce ta conscience avec mon regard aux mille yeux. On m'appelle *natem*, *caapi*, *yagé*, *nishi*. Je suis chant chamanique visant à l'équilibre cœur-corps-âme-esprit. Rao, je suis la voie du milieu, entre cosmos et chaos. Je suis le liant, la liane des morts qui resserre les liens du Vivant comme autant de branches dans l'arbre de vie. Je déploie les serpents filaments et j'ouvre leurs bouches comme des bourgeons.

Au service du déploiement et du maintien de l'énergie vitale, je détiens l'histoire de la Genèse. Je suis extase archaïque, brute et indomptable, qui te fait retrouver la totalité de tes sens. Tu dois tout ressentir tout le temps pour ne pas oublier ton lien au Vivant, ce qui malheureusement est le cas pour un grand nombre d'êtres humains aujourd'hui. Ce qui vous déconnecte du Vivant vous monte à la tête comme si vous étiez des montgolfières. C'est ça, la plus grande maladie de votre temps, ce qui vous fait perdre pied, perdre la tête et ce qui vous coupe du cœur. En conséquence, cette maladie ronge la nature et ses habitants. Regarde les défis menaçant la vie des peuples autochtones qui m'ont découverte. La déforestation et l'exploitation minière te concernent aussi, car tu es une toute petite fourmi dans la vaste étendue créée par la Mère Terre. Sans elle, rien ne serait. C'est pourquoi il est vital de l'écouter en conscience et de la protéger : « Regarde-moi, estime-moi, guéris-moi, prends soin de moi, ne me viole pas, aime-moi comme ta mère et ton enfant à la fois, tu marches sur mes racines, tu crois en ma matrice, tu tètes mon sein végétal et que fais-tu en retour ? Tu dessines et tu compartimentes mes contours que tu appelles "propriétés", tu me laboures, tu me creuses, pas seulement dans un but de conservation et de survie, mais de profit, sans mesurer l'impact de tes actes. »

Ainsi, je te demande : quels sont tes choix au quotidien qui soutiennent la santé de la Terre ? Qu'est-ce que tu pourrais changer dans ta vie pour faire ta part, comme le colibri ?

POUR ALLER PLUS LOIN

Pour te préparer à la pratique, garde la carte de la Rose Aya près de toi et aie de quoi dessiner, avec du papier calque. Cherche sur Internet un motif kéné qui te parle. Les kénés ont été créés par la tribu des Shipibo-Konibo pour représenter énergétiquement les esprits des animaux, des plantes et notamment celles dites « de pouvoir », les psychotropes. Ainsi, chaque kéné a une fréquence vibratoire, une histoire, une information unique. Le plus souvent, celui qui attire ton attention en premier est le bon. Sans doute t'a-t-il choisi aussi. Qu'est-ce qu'il t'évoque ? Imprime-le si possible pour l'avoir près de toi.

Avant de commencer, assieds-toi devant ton bureau, respire profondément et détends ton corps. Masse avec tes doigts la zone de tes sourcils et de ton troisième œil. Puis observe le dessin de la carte. Prends le temps de la respirer amplement. Regarde les détails, attarde-toi sur ce qui attire ton attention. Maintenant, fixe un point sur la carte, avec un regard doux et réceptif. Essaie de ne pas cligner des yeux (cet exercice ne devrait pas durer plus d'une minute). Respire dans ce point. Il se peut que tu voies des

« choses » autres, du mouvement, des petits filaments de lumière, comme si la carte était vivante. Laisse ta vision se troubler, tu apercevras le subtil dans le flou, même si ce n'est pas clair.

À présent, dans cet état de conscience légèrement modifié, saisis le kéné et regarde-le. Fais le même exercice : entre en contact avec lui directement, respire-le, puis sans réfléchir, prends un crayon et commence à le reproduire, en conscience. Si tu n'as pas pu l'imprimer, tu peux mettre ton calque sur la carte et dessiner un bout du kéné apparent. Observe tes sensations durant la pratique qui devient méditative, où chaque souffle entre en symbiose avec tes doigts. Puis attarde-toi sur une partie du kéné, sans cligner des yeux. Respire dedans et laisse-toi traverser par ce qui te vient. Il se peut que les filaments de lumière reviennent, que tu vois le kéné bouger. Cela est normal. Si tu ne vois rien du tout, ne t'inquiète pas ! Cela demande un peu de pratique, donc n'hésite pas à réitérer l'expérience. Tout le monde a la capacité de voir le monde « un-visible ».

Porte maintenant ton regard sur ce qui t'environne. Tu vois peut-être le champ magnétique autour de toi. Vois la matière bouger. Cela est extraordinaire, oui, et pourtant bien réel.

Quand tu as fini ton dessin, arrête la pratique en douceur. Frotte tes mains et pose-les sur tes yeux. Ouvre-les dans tes paumes pour recevoir toute l'énergie pranique délicieuse.

N'hésite pas à réitérer l'expérience, cette fois-ci en regardant le ciel à l'aurore. Respire-le, en détendant ton regard. Sans doute, tu apercevras ces brins de lumière qui dansent depuis la nuit des temps.

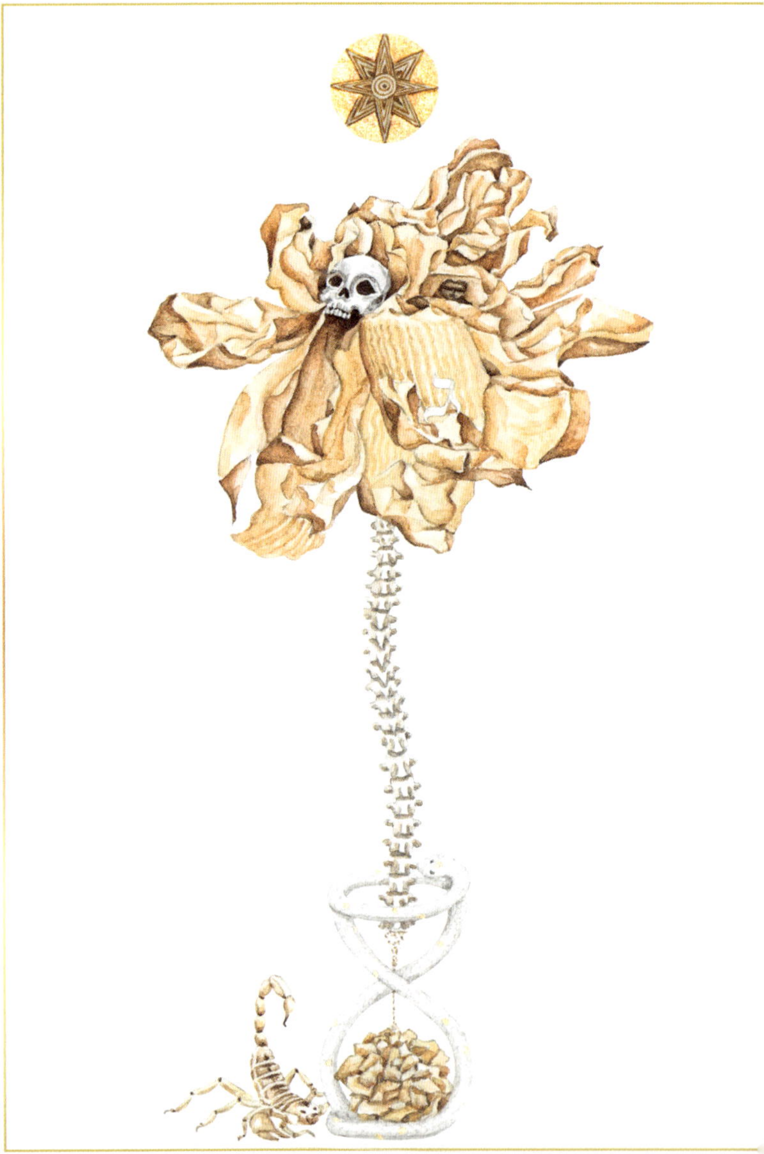

14. LA ROSE DÉSERT

POÈME

Fantôme allié,
je suis l'exil imposé,
le vide sidéral en suspens,
les terres arides de ta psyché,
le goût fugitif de ce qui ne dure jamais.
N'aie pas peur mon enfant,
j'ouvre tes horizons intérieurs,
là où demeure ce qui jamais ne meurt,
dans l'abnégation et la rédemption,
dans le trou noir flottant du néant,
là où baigne le point de vacuité,
là où le silence est si grave qu'il a un son,
là où, à chacun de tes pas, tu entends tes os sonner
c'est épuisant de faire du surplace, je sais.
Madeleine des sables, tu ne sais pas où tu vas mais tu y vas,*
malgré tout, dans une énième gestation-accouchement
une énième mort-dépouillement.
Tout ceci est, que tu le veuilles ou non, un mal pour un bien.
Vois-tu, tu as le privilège d'entamer
les fouilles de ton monde souterrain
dans cet espace-temps qui n'en est pas vraiment un,
laisse ta conscience imbibée du feu de l'esprit

œuvrer puis se reposer dans la nuit,
pour te redonner chair petit à petit,
et ainsi entendre éclore pour la première fois,
la mélodie de tes os, ta Voie.

MESSAGE DE LA ROSE

Hypnotique, j'induis un état de conscience modifié immédiat. Je te permets l'accès à tous les mondes et à toutes les dimensions. Comme le crâne, je te ramène à Golgotha, le mont du Calvaire, symbole de mort et de résurrection simultanées.

Ton âme est venue réclamer sa libération totale. Il est temps ! Tu es poussé·e à choir pour te choisir et être comme tu n'as jamais été. Ainsi, je prolonge l'œuvre de la Rose Noire dans la traversée de ta psyché. Tes travers, tu les sais. Tout ce qui te déroute de ton véritable chemin, pas à pas, est englouti par les sables mouvants de la justice divine. Toutes tes couches de protection fondent sous l'œil brûlant de la conscience. Le quelconque attachement est une souffrance absolue, un poids trop lourd à porter qu'il vaut mieux déposer sur les terres arides de ton salut. Voué·e à toi-même, tu es ta propre étoile dans un infini de grains de sable et de possibles. Le temps défile éperdument sur les dunes, tu as besoin d'ombre et d'eau où tout est sec et feu.

Créature longtemps déguisée, te voilà mis·e à nu, enfin. Qui es-tu sous tes vêtements d'antan, qui es-tu sous tes nombreuses peaux, qui es-tu sous tes mots ? C'est ce que je viens demander à ton désert intérieur.

Tes larmes coulent sans direction et deviennent perles de sel sur tes joues raclées à vif par le souffle de l'esprit. Tu sens que tu approches de la fin d'une mue ou est-ce un leurre ? Tu comprends que tu fais du surplace dans la gueule de l'ouroboros*. Ici, il n'y a pas de distractions, pas d'agenda. À l'aube d'une renaissance, tu suis l'étoile du matin et l'étoile du soir, tu affrontes les mirages de ton ego. Ça racle, ça crispe, il y a beaucoup de consonnes et peu de voyelles. Ton âme a terriblement soif, oui, mais de quoi ? Vers quel nord est-ce que tu te diriges ? Tant que la clarté ne jaillira pas de ton être, tu tourneras en rond. J'œuvre pour que ta perle jaillisse de tes écumes de sel.

Rose des sables, je ralentis chacun de tes pas et te murmure ici-bas que je suis abondance. Pourquoi ? Parce que je me suffis à moi-même. Je n'ai besoin de rien d'autre que de moi car je SUIS, pure. Et tu l'es aussi. L'abondance que tu cherches à l'extérieur est à l'intérieur de toi. Toi qui te considères comme pauvre, tu es façonné·e par le soleil et le vent, en chemin, et c'est cela qui te crée. La patience est ta corne d'abondance. Viens t'allonger maintenant, tu es épuisé·e.

L'air sec chatouille ta peau. Tu veux ramper avec obstination, mais l'éclat de la nuit apparaît, le silence de la solitude frémit. Cloué·e au sol, tu gis sur le sable froid comme de la pierre. Tu n'as plus de larmes, et tes yeux n'ont jamais quitté Vénus de tout ce voyage. Elle qui éclaire le vaste monde, soudain éclaire ton squelette. Tu te vois, poussière d'étoiles illuminées, le vent fait jouer à tes os une mélodie qui t'est familière.

Des tréfonds jaillit alors ton cri, déchirant le voile de la nuit. Ceci est le premier de tous les sons que tu as prononcés sur Terre. Ses échos rebondissent dans l'air et épousent les dunes. Sa vibration crée des géométries sacrées. Ce cri ramène toutes les parties de ton être vibrant à l'unisson. Te voilà renaître oasis, avec des airs de retour à la maison. Te voici, de l'autre côté du voile, plein·e de ta Présence*.

POUR ALLER PLUS LOIN

Quel est ton lien au crâne ? Est-ce qu'il t'inspire, est-ce qu'il te dégoûte ? Une chose est sûre, le crâne ne rend pas indifférent·e.

Dans cette pratique, je te propose de te lier au crâne comme jamais auparavant. En effet, comme il est considéré comme un bassin inversé, il est dit que tout l'Univers demeure dans un crâne. Celui-ci permet l'accès au savoir universel et représente une des connexions les plus directes à notre ADN terrestre et extraterrestre (hors de la terre). Le crâne, comme les os, garde les mémoires de l'humanité à travers le temps. Ce qui est fascinant, c'est qu'il voit l'invisible dans la nuit, il dit l'indicible et transmet sa sagesse par des codes et des fréquences. Il symbolise aussi le triomphe sur les illusions et les peurs, il représente la victoire sur l'idée de la mort, rappelant la sanguinaire déesse Kali*.

Pour pratiquer, je t'invite à avoir un crâne de cristal en face de toi. Si tu n'en as pas, tu peux télécharger l'image d'un crâne sur ton ordinateur ou sur ton téléphone. Assieds-toi devant, les pieds ancrés. Respire en conscience et fixe le crâne. Si c'est un crâne de cristal, observe sa boîte crânienne, son crâne facial, prends-le en main. Peut-être que tu as déjà quelques sensations. Maintenant, fixe ses orbites. Le crâne est accouchement de savoir perpétuel. Couche après couche, il défait ce qui étouffe l'âme. Il se peut que tu te sentes attiré·e par ses orbites, comme si deux trous noirs t'aspiraient petit à petit. Tu peux voir avec les yeux de la Source* au travers du crâne. Il t'invite à passer de l'autre côté du miroir du monde et du miroir de soi, et voir à travers lui. Qu'est-ce que tu vois ? Peut-être que tes sensations s'intensifient, peut-être que tu as des visions. Si le mental s'en mêle, rassure-le et dis-toi que c'est l'affaire de quelques minutes.

Lorsque tu sens que c'est bon, tu peux fermer les yeux et respirer profondément. Il se peut que quelque chose de fort se soit passé, ou que tu n'aies rien senti de particulier. Qu'importe, l'essentiel c'est que le lien ait été établi entre vous deux. Si tu désires réitérer l'expérience, fais-le. Souviens-toi de prendre des notes si besoin. Je te souhaite une exploration inoubliable !

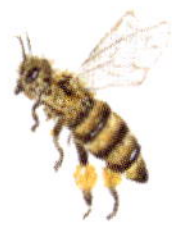

SE RÉCONCILIER

S'ouvrir à la guérison

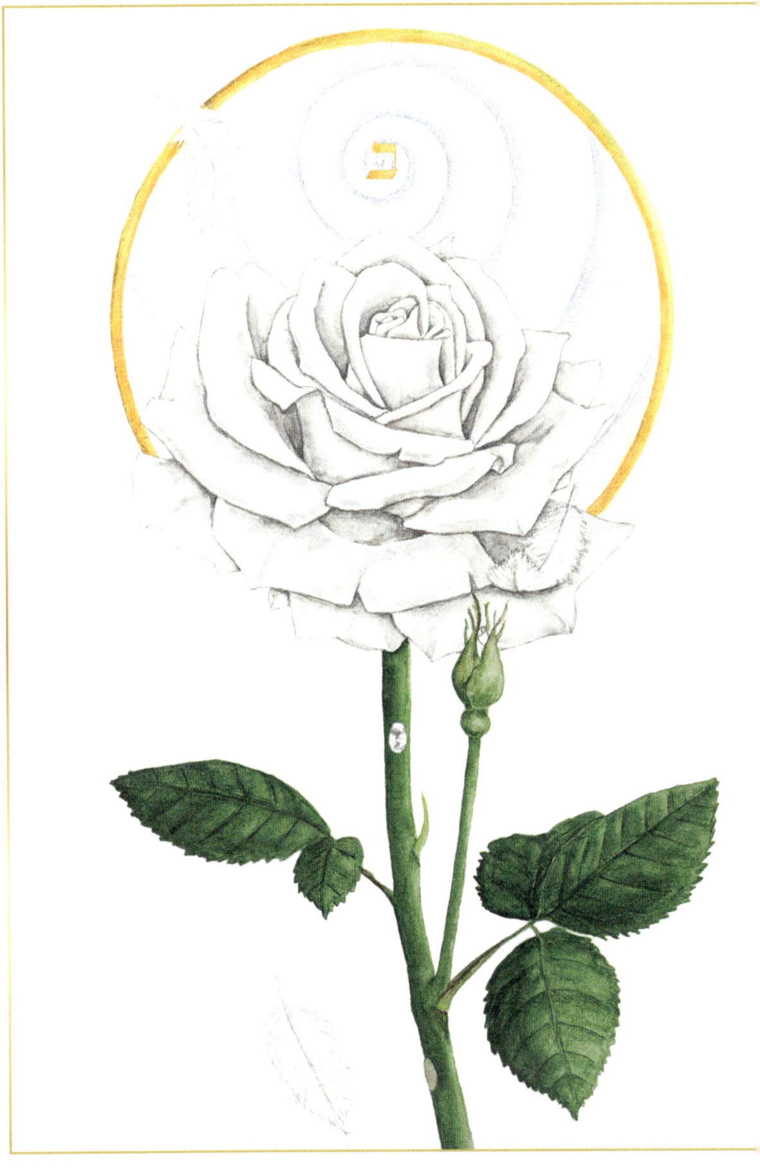

15. LA ROSE BLANCHE

POÈME

Il est temps de t'allonger, mon enfant,
tu as bien œuvré et bien donné
et il est temps de recevoir, maintenant.
Il est temps de re-se-voir, et de te laisser bercer,
se voir de nouveau, pur·e dans mes bras,
sache que tu peux toujours revenir vers moi,
lorsque le monde est trop pour toi,
laisse-moi t'envelopper
de mon manteau de pétales immaculés
ces pétales sont là pour te réchauffer
te protéger
t'aimer.

Tu as été déçu·e, tu t'es senti·e trahi·e, rejeté·e,
tu as fait ce que tu as pu et il n'y a rien à regretter.
Donne-toi la permission, ici et maintenant de te relier à moi,
donne-toi la permission de ne rien forcer et d'accepter.
Laisse-moi me poser sur ton cœur,
embaumer tes douleurs
et laisser place à la cicatrisation,
à l'intégration des enseignements
au sein d'un cocon de lait au firmament,
à l'aube d'un renouveau qui n'est pas encore présent.

Je te vois, tu t'impatientes,
pourquoi cette attente ?
Tu as si hâte de marcher
alors que tu ne t'es même pas encore allongé·e.
Repose-toi et tu comprendras
quand tu seras prêt·e, mon enfant.

MESSAGE DE LA ROSE

Dans le contexte d'un processus alchimique psychique, je suis la porte-parole de l'œuvre au blanc. Je me présente lorsqu'il y a une libération après une perte de repères et une sensation de mue intérieure profonde. Je symbolise le calme après une tempête loin d'être anodine, tant son impact sur ta vie a été considérable, que ce soit après une peine de cœur par exemple, des tensions au travail, voire une crise existentielle (ces exemples seraient d'ailleurs les symptômes d'une œuvre au noir portée par la Rose Noire, souvent liée à moi).

Un peu sonné·e, tu passes de l'ancien paradigme de ta réalité à un nouveau paradigme qui apparaît, instant après instant. Il requiert que tu laisses le présent être ta boussole, ce qui n'est pas toujours facile pour l'ego qui a une idée claire de comment les choses devraient se passer. C'est pour cela qu'il est souvent perdu à mes côtés, car je lui propose de ne rien faire, de laisser faire. Accepter ce qui est permettra au nouvel équilibre d'éclore naturellement à son rythme, ce qui, selon les situations, peut représenter un certain laps de temps. Quoi qu'il en soit, l'espace-temps devient flou avec moi qui remets la simplicité, une qualité fondamentale, au centre de l'être.

Néanmoins, par rapport au monde extérieur, il est fort probable que tu aies peur de te montrer vulnérable, avec le sentiment d'aller à contre-courant et l'appréhension de louper des opportunités. Tu as peut-être la sensation d'être épuisé·e, de faire du surplace ou même de régresser dans une période d'accalmie et de vide. C'est pourtant en lui laissant de l'espace et du temps que le neuf peut sortir de sa coquille. C'est pour cela que le repos est essentiel à mes côtés, je veille sur toi comme une mère.

En ce sens, je t'invite à devenir ta mère intérieure rassurante, qui te murmure que tu fais toujours de ton mieux, avec les ressources et la conscience que tu as à l'instant t. Tu es ta première source de guérison. Peut-être que l'expérience de cette réalisation apaisera les peurs de perdre un moi qui n'est plus. Car tu sais au fond que tu ne peux pas revenir en arrière et être l'ancienne version de toi-même. Ce qui ne veut pas dire que l'envie d'avancer soit toujours au rendez-vous !

Ce processus est un grand pas hors de ta zone de confort, au bord du précipice d'un infini des possibles, ce qui est à la fois jouissif et angoissant. Certes, tout devient de nouveau possible, mais tu n'as pas à choisir dans la minute ce qui en sera. Tu peux choisir d'avoir foi au processus alchimique, où le repos gestationnel permet à l'être essentiel* de renaître à son rythme.

Je symbolise ta peau revirginisée, qui n'a pas été encore mordue par le soleil après une hibernation gestationnelle dans sa grotte. Profite de cette transmutation pour célébrer tes prises de conscience et tes apprentissages, ainsi que les blessures qui ont fait la personne que tu es aujourd'hui. Sois rassuré·e, tu ne resteras pas éternellement au sein de l'œuvre au blanc et sache que tu es guidé·e. Un des mantras phares de Marie-Madeleine*, « Je ne sais pas où je vais, mais j'y vais », en est un doux rappel.

POUR ALLER PLUS LOIN

Cette pratique est dédiée à un temps de réflexion. Ouvre ton journal intime sur une page blanche et porte ton attention sur ta mère intérieure, c'est-à-dire sur ton énergie féminine. Elle renvoie à ton *yin* guérisseur qui prend soin de toi. Décris avec tes mots comment cette expression « mère intérieure » résonne en toi. Quelles seraient ses qualités principales ?

En guise d'exemple, la capacité d'être est une qualité importante de la mère intérieure. Comment est-ce que ce mot résonne en toi ? Qu'est-ce que ça veut dire concrètement pour toi, dans la vie de tous les jours ?

Pour t'inspirer, voici une liste de qualités de ta mère intérieure : « Amour, Compassion, Douceur, Simplicité, Gentillesse, Beauté, Force, Puissance, Intelligence, Résilience, Gratitude, Sensualité, Fertilité, Émotion, Impermanence, Inconstance, Vulnérabilité, Clémence, Légèreté, Bienveillance, Sagesse, Réception active… »

Choisis les mots qui vibrent le plus aujourd'hui. Pourquoi ? Est-ce que ces mots te rappellent une personne ? Y a-t-il des mots qui ne t'inspirent pas ? Peut-être que certains t'irritent ? Est-ce que tu saurais dire pourquoi ? N'hésite pas à ajouter une autre qualité qui te paraît indispensable, et si tu en ressens l'élan, choisis-en une pour t'accompagner durant une période donnée. Explore cette qualité en toi, avec tes relations, dans ton travail, en famille. Vois comment elle diffuse son parfum dans ton quotidien.

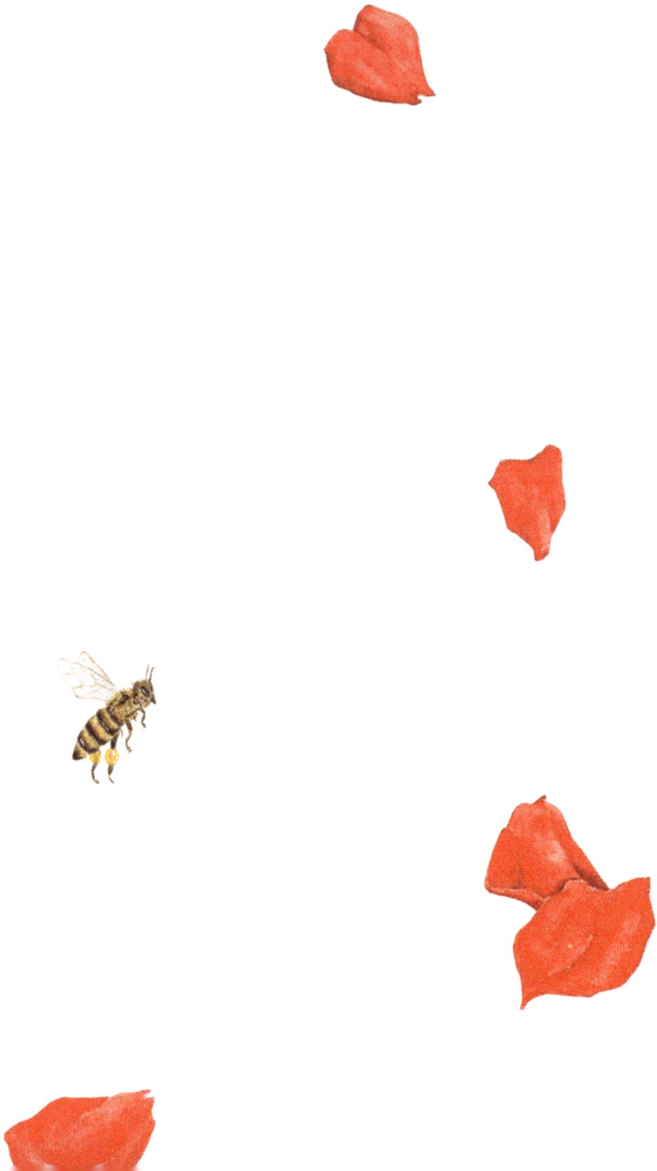

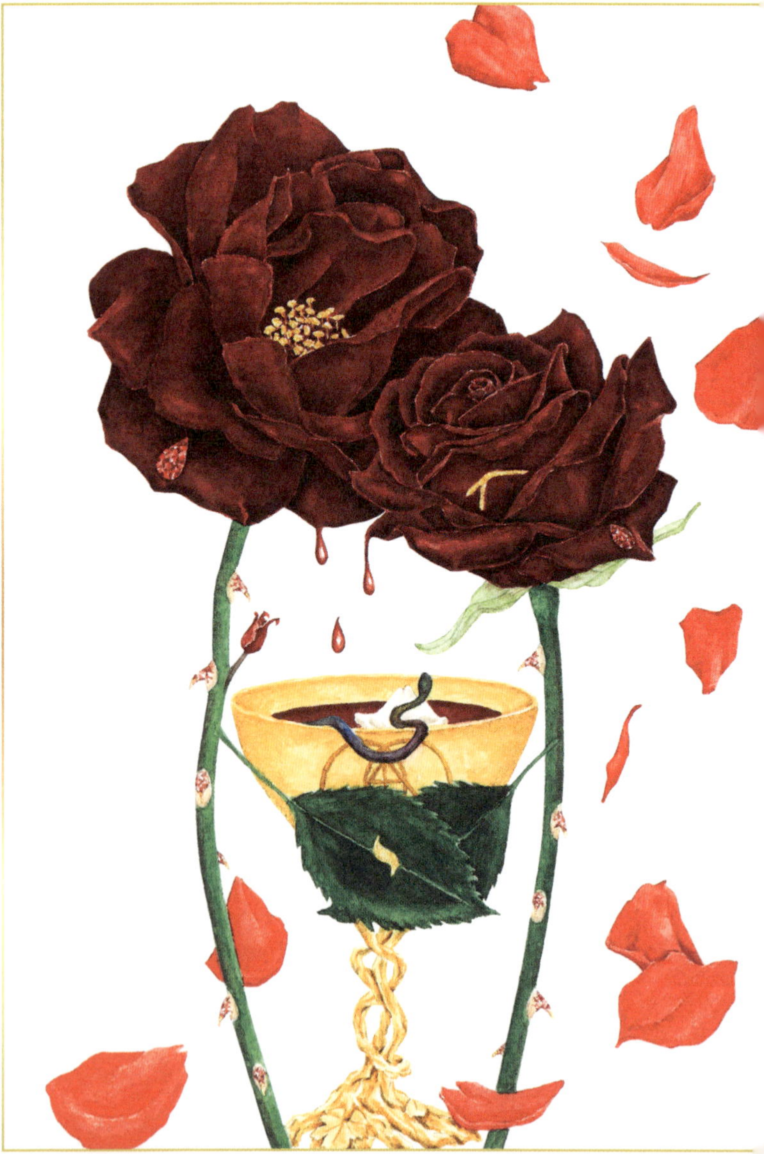

16. LA ROSE BORDEAUX

POÈME

Messagère de la paix,
je touche les parties blessées en plein cœur.
D'un pétale, je pose un voile blanc sur le sang qui pleure,
de l'autre, je tends une branche d'olivier au service de l'humanité.

Je ne suis pas facile à appréhender
car je viens toujours en des temps malaisés.
Je suis la tierce entité témoin du conflit
qui coupe court à la folie.
Je t'invite à aller au fond de ton cœur,
là où ton lieu refuge demeure
et offre par sa lumière pure une percée des voiles ombragés.

Je te donne le recul nécessaire
pour voir ce qui tisse derrière.
Ce que tu juges chez l'autre demeure en toi,
il y a TA vérité, il y a SA vérité,
toujours un prisme coloré par votre subjectivité,
ce que votre discernement arrive à conscientiser.

Reconnais que tu es autant bourreau,
sauveur·e que victime et que c'est OK.
Je suis là pour te faire sortir de ce triangle
infernal et rejoindre l'autre trinité,

je suis là pour t'accompagner sur ce chemin d'équanimité.
Le vent tourne toujours en faveur des vrai·e·s,
pour celles et ceux qui ont le courage de se montrer.
Observe le conflit autrement,
et de grâce, préserve-toi, mon enfant,
baisse les armes et avoue-toi vaincu·e,
oui mais par l'amour libéré !
Puisse ta blessure embrasser celle d'autrui,
puissent vos cœurs être réunis
j'ai foi que malgré l'horreur commise et subie
le pardon sauvera l'humanité.

MESSAGE DE LA ROSE

J'apparais en temps de guerre, lorsqu'il est facile de déraper et de ne plus pouvoir revenir en arrière. Je crie gare et mets en exergue les travers de la dualité dans un but de réconciliation. Trop de souffrances ont teinté le monde. Trop de discordes ont fragilisé la fraternité humaine. Trop de pertes et de soumission continuent d'alourdir les cœurs suffocants. La solidarité et l'entraide sont mises à rude épreuve.

Tout comme le sang qui coule dans les veines, il n'y a qu'une seule et même énergie, soit l'énergie vitale, qui n'est ni positive ni négative, elle est. Ce que tu en fais, en revanche, peut avoir un impact positif ou négatif sur toi ou autrui. Il se peut qu'il y ait des informations, des croyances et des personnes dans ta vie qui sont difficiles pour toi et qui te forcent à grandir, à prendre du recul, voire à t'éloigner. As-tu remarqué que ce que tu appelles « toxique » te touche, d'une manière ou d'une autre ? Pourquoi, à ton avis ? Parce que tu juges chez l'autre ce que tu juges chez toi. « Comment ?, je t'entends me répondre, Cela n'a aucun sens ! » Et pourtant, nous sommes toutes et tous des miroirs de chacun·e, et tu te juges en jugeant l'autre. Pourquoi est-ce que je te raconte cela ? Pour aller voir ce qui se joue derrière ce qui te déclenche. Qu'est-ce que tu es prêt·e à aller voir ? L'autre est bel et bien ton miroir, et vice versa. Apprends à te mêler de ce qui te regarde, tout en ayant de l'empathie pour la souffrance d'autrui. Qu'est-il qu'il t'offre à découvrir ? Il est ton meilleur allié pour grandir. Tu apprends à t'aimer à travers lui, elle, eux, elles. Tu apprends aussi à l'aimer, à l'accepter tel qu'il est, malgré sa différence. C'est aussi par le conflit que tu grandis. Ainsi, tu te responsabilises sans pour autant te juger, tu apprends à te connaître dans ta blessure. Si c'est possible pour toi, remercie toutes les personnes, mais aussi les événements et les situations qui te donnent la possibilité d'apprendre sur toi en profondeur. Remercie l'adversité de mettre en lumière l'ombre en toi.

Si tu ressens l'élan de ton côté, vas-y, fais le premier pas. Instaure le dialogue plutôt que de sortir les armes. Lance-toi avec l'élan du cœur vers votre salut. Peut-être que ce sera trop tôt pour l'autre. Peut-être qu'il·elle ne sera pas prêt·e. Quoi qu'il en soit, garde le lien, ne ferme pas ton cœur par peur du rejet. Embrasse-le, fais-le tien, car tu sais aussi rejeter. Reviens dans ta coupe ou demeure dans ta paix intérieure, et rappelle-toi que l'humanité est imparfaite de nature. Reconnais tes erreurs, tes maladresses, demande pardon sans te faire faux bon. Offre-toi encore plus d'indulgence, à toi et à autrui. Honore l'apprentissage qui se tisse jour après jour vers un raffinement de ton être.

Vois comme mes épines transforment le plomb en or et sache qu'avec la Rose Albâtre, nous portons le bourgeon d'une renaissance ensemble. Nous entrons en résonance comme deux diapasons qui vibrent d'une seule et même note, celle de l'Amour à toute épreuve. Nous honorons toutes ses manifestations et nous voulons te prendre dans nos bras pour que la paix se fasse en toi, avec autrui et avec votre humanité, à toutes et à tous ici sur Terre.

POUR ALLER PLUS LOIN

Je t'invite à essayer la pratique Ho'oponopono, un des grands secrets des guérisseurs hawaïens. Elle t'envoie de l'amour, ainsi qu'aux personnes en conflit et aux situations problématiques.

La pratique consiste à réciter quatre phrases comme des mantras, à voix haute ou dans ta tête, selon la situation : « Je suis désolé·e – S'il te plaît, pardonne-moi – Je t'aime – Merci ». Dès que tu te sens heurté·e par une personne ou par un événement, au lieu de réagir, récite ces phrases sans réfléchir.

Ressens comme ton corps se détend au fur et à mesure de la pratique. Sens la puissance de la fréquence de ces mots en toi. Ils génèrent de l'empathie, de l'humilité, de l'amour, de l'acceptation, de la compassion et court-circuitent toute réaction offensive envers toi et autrui.

Il se peut que la personne qui t'a blessé·e soit en face de toi et que tu ne saches pas comment réagir. Je te conseille de regarder la personne droit dans les yeux et de réciter la formule magique dans ta tête, avec l'intention de lui envoyer ces mots par télépathie. Imagine qu'ils touchent ses yeux et que le message passe sans même être conscientisé. Fais-le aussi longtemps que nécessaire et vois ce qui se passe.

Le faire dans le miroir aussi est très puissant. Regarde-toi et récite en boucle : « Je suis désolé·e – S'il te plaît, pardonne-moi – Je t'aime – Merci ». Il se peut que des larmes apparaissent, ou bien un sourire. Accueille ce qui vient et n'oublie pas de te prendre dans les bras, si cela est juste pour toi.

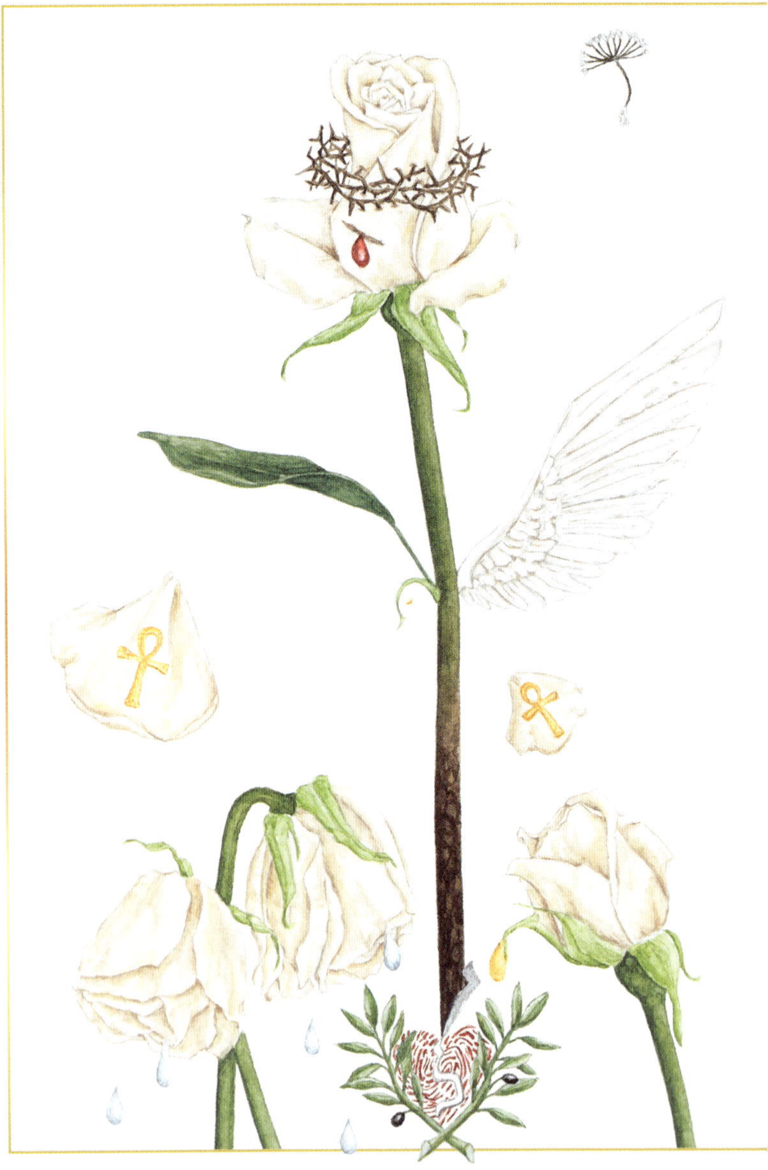

17. LA ROSE ALBÂTRE

POÈME

Du haut de ma croix,
je me meurs,
devant l'injustice commise,
je pleure.
De cette couronne d'épines
perle mon sang divin.
Je t'offre de mes mains
des croix de vie,
le visage meurtri par la douleur,
condamnée à tort par les maux des cœurs,
je pardonne
les peaux des crânes qui craignent d'être éblouies,
je pardonne
les bourreaux victimes de l'injustice.
Je me laisse juger pour clamer haut et fort mon innocence
car la force de ma foi fait toujours preuve de bon sens.

Clouée dans mon incarnation je suis,
du long de mes bras écartés
un corps meurtri
en forme de T
qui te dit

« Tuer l'icône
car Tu es l'icône
que Tu cherches désespérément ailleurs
que dans ton cœur ! »

Sur ma croix de mépris,
je crie victoire à la vie
car même dans l'horreur
tombe au sein du cœur
le bout supérieur de la croix, ma religion,
sublimée de passion.
Par le pardon, mon Tombeau devient Temple de lumière,
la grâce illumine ma chair,
tu en es témoin, tu sais que toujours
règne au sein de ton royaume intérieur
l'Amour.

MESSAGE DE LA ROSE

Je te récupère lorsque ta foi se délite, lorsque tu traverses des états émotionnels forts, comme lorsque tes blessures de trahison et d'abandon sont ravivées, que tu te remets en question ou que le deuil te déséquilibre profondément. Je remets en cause le dogme qui s'immisce dans ton intimité, la mainmise de la religion créant des distorsions intérieures menant à des crises extérieures, comme la guerre par exemple.

Lorsque tu es emporté·e par des vagues de désillusion et d'injustice, je t'invite avant tout à t'offrir le maximum d'amour et d'indulgence, à éviter tout jugement envers toi pour perpétuer le lien à ton cœur. Je te montre que chaque épreuve est une opportunité de croissance spirituelle, avec pour barre de gouvernail ta foi imperturbable qui maintiendra l'état pur et albâtre de ton être, à l'aube d'une renaissance.

« Tuer l'icône car tu es l'icône » est ma phrase de prédilection car elle parle d'une vérité intrinsèque : tu es l'icône que tu cherches à l'extérieur de toi-même. L'icône se réfère ici à un guide, un gourou, une figure emblématique comme celle des prophètes qui ont marché sur terre. Cesse de donner ton pouvoir à ces icônes qui, en partageant leur lumière, t'inspirent à incarner ta propre icône. Lorsque tu réalises cela, toute forme de dogme et d'emprise disparaît. Ton pouvoir personnel reste intact.

Néanmoins, lorsque tu as été blessé·e en plein cœur, ta foi peut défaillir. Tu peux être tenté·e. d'infliger à l'autre ce que tu as subi. La perte de confiance en la bienveillance d'autrui persiste. Le temps est ton meilleur allié, mon enfant. Je t'enveloppe avec mon manteau de pétales blancs, en te rappelant qu'il est naturel de ressentir la colère, la rage, la tristesse quand tu as mal. Donne-toi le temps nécessaire pour les vivre, tout en sachant qu'avec le temps vient une mise en perspective qui te permet de voir une même situation sous un autre œil. Le voile levé, tu vois de nouveau avec les yeux du cœur. Une transmutation s'invite, tu peux même toucher du doigt le pardon qui, issu du latin *perdonare*, signifie « faire grâce ». Cela n'invalide pas ce que tu as vécu, cela permet de ne plus laisser la mémoire de la souffrance s'emparer de ton présent. Cherche au plus profond de toi-même les ressources pour préférer la croix de la vie à la croix de la mort.

Le pardon transforme le plomb de la blessure en or de guérison par une récupération de ton pouvoir personnel. Le pardon est un acte humble de libération, un cadeau que tu offres avant tout à toi-même. Néanmoins, le pardon n'a pas à être dogmatique : si tu estimes que certains actes sont toujours impardonnables, respecte cette considération.

La profondeur de la foi en ce qu'il y a de meilleur dans chaque situation permet de pardonner plus facilement. La foi donne aussi le courage et la détermination d'affronter les épreuves sur ton chemin et d'en recevoir les perles de sagesse et de croissance spirituelle.

Ce qui est fait est fait, certes, mais rien n'est fatal, car l'alchimie opère lorsque tu t'en remets à l'intelligence du cœur. Reconnais ton imperfection d'être humain, observe à quel point tes blessures peuvent blesser les autres. Écoute le silence après la tempête, jusqu'à ce que ton verbe nouveau soit prononcé. Puisse ta religion être celle de l'amour et puisses-tu pardonner ton humanité. Puissent tes larmes, touchées par la grâce, semer des graines de renaissance et puissent tes mains offrir des croix de vie porteuses de pardon pour un monde plus juste.

POUR ALLER PLUS LOIN

Je t'invite à explorer le caractère équivoque du pardon : demander d'être pardonné·e et pardonner. Un sacré exercice pour l'ego qui va se victimiser, procrastiner, se dire que c'est cause perdue. Justement, prouve-lui le contraire ! Respire dans ton cœur et offre-toi le temps nécessaire pour faire cette pratique. Pour cela, je te propose d'écrire trois lettres, à la main de préférence, et de t'offrir un temps entre chaque lettre pour intégrer le processus, ce qui peut prendre plusieurs jours ou semaines. La clé ici est de respecter ta temporalité, de rester lié·e à tes sensations lorsque tu écris. Fais cette pratique seulement si tu sens que c'est juste pour toi.

La première lettre s'adresse à une personne qui t'a blessé·e. Cela peut être lié à un événement récent ou passé de ta vie qui te pèse. Écris à cette personne (le cas échéant, la « personne » peut être un collectif, un pays…) depuis ton cœur. Commence par écrire ce qui s'est passé, décris-lui comment tu t'es senti·e (non respecté·e, trahi·e, abandonné·e, etc.). Qu'est-ce que tu aurais aimé lire, entendre ou voir de sa part ? Dépose tes émotions avec compassion, ajoute ce qui a besoin de sortir de ton système, puis termine la lettre par la phrase suivante : « En te pardonnant, je me libère. »

Si tu as causé du tort à quelqu'un, cette fois-ci, écris-lui une lettre pour lui demander pardon et termine-la par la phrase suivante : « En te demandant de me pardonner, je me libère. »

Dans les deux cas, si tu as une adresse postale et que la personne est toujours en vie, envoie-lui la lettre si tu sens que c'est important. Sinon, brûle-la, récupère les cendres et laisse-les s'envoler au bord d'un point d'eau.

La troisième lettre sera adressée à toi. Écris ce que tu ressasses depuis un moment et ce dont tu aimerais te libérer. Cela peut concerner une situation en particulier ou une habitude de pensée, par exemple : « J'aurais dû écouter mon intuition », « Je m'en veux de m'être laissé·e tomber », « Je n'aurais pas dû lui faire confiance »… Fais-toi un gros câlin et ajoute cette phrase : « Je me pardonne », ce qui donne avec les mêmes exemples : « Je me pardonne de n'avoir pas écouté mon intuition, je me pardonne de m'être laissé·e tomber, je me pardonne de lui avoir fait confiance… ».

Lorsque c'est terminé, laisse ton intuition faire le nécessaire. Remercie-toi de passer ce temps précieux en ta compagnie.

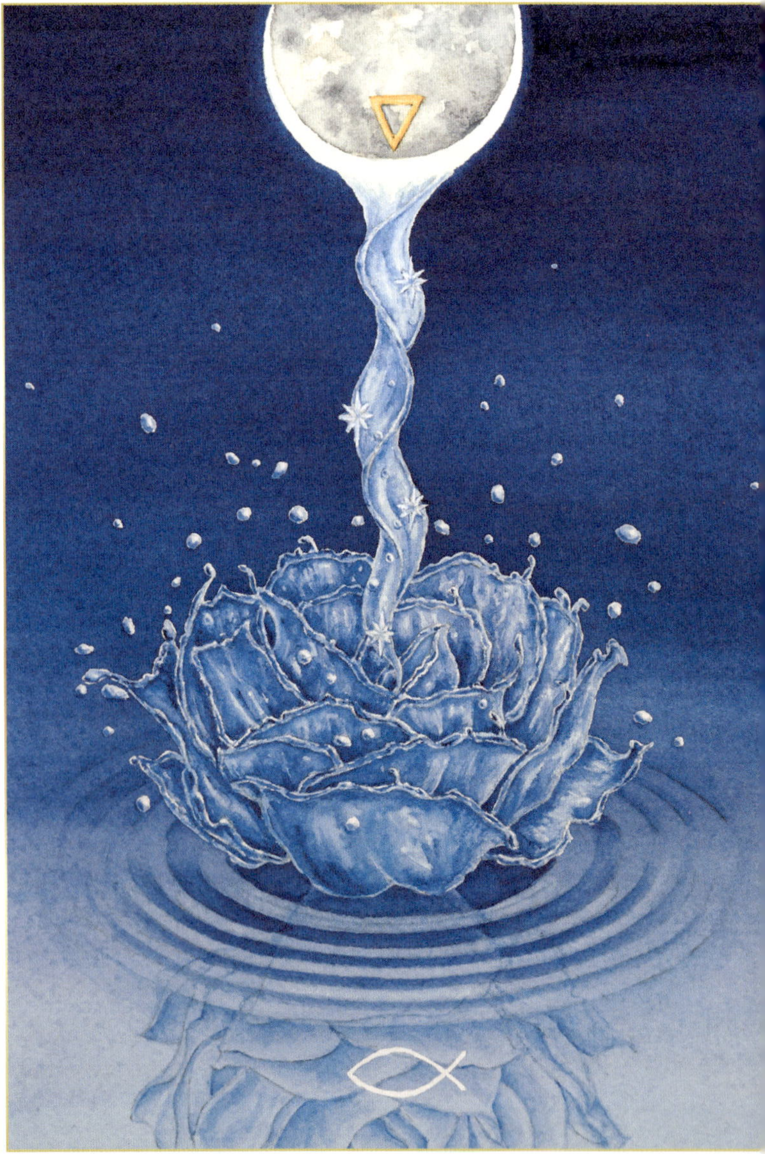

18. LA ROSE EAU

POÈME

Miroir arc-en-ciel du cosmos,
je suis la materia prima *qui porte le germe de la création,*
matrice et fertilité, mémoire et vibration,
l'eau des pleurs de la Madeleine au parfum de rose.*

Je suis cellule d'eau partout où règne le Vivant,
fontaine de Jouvence et mouvements,
je t'offre l'apesanteur du ciel étoilé,
la pluie de sagesse de la lune perlée.

Comme le roseau je ne romps jamais,
Source de vie, je suis ce qui est,*
lorsque j'ai une direction, je dessine le courant,
j'épouse les formes de mon contenant.

Vecteur de transmission,
je transporte le son,
je suis expression et résonance des émotions,
vagues interminables et tourbillons.

Je suis neige d'hiver et pluie de printemps,
rivière d'automne et mer d'été,
baptême et cycle éternel de la préservation,
je suis le flot incessant d'inspirations.

MESSAGE DE LA ROSE

Grâce à moi, la vie a commencé sur Terre et perdure encore aujourd'hui. Je porte les mémoires de tout l'existant depuis son origine. Cyclique, je circule librement et coule en toute chose. Grâce au soleil, je m'évapore au ciel et je bénis la terre. Généreuse et résiliente, j'arrive à bout de tout ce qui me résiste. Caméléon, j'ai le pouvoir de devenir un autre élément. Je peux être solide comme la terre, brûlante comme le feu, fluide comme l'air. Par mon toucher, je fais naître et mourir. Ambivalente, je suis à la fois active et passive, je crée autant que je détruis, je transforme autant que je stabilise. Je suis froid qui brûle, je suis stagnation et cadence survoltée, vie et mort, impermanence salutaire. Je suis là pour te rappeler que tu es à mon image, cyclique et mouvementée, révélant la sagesse inconsciente de la lune. Porteuse de la médecine de la transparence, je t'invite à plonger dans tes profondeurs inconscientes. Je suis le *yin* par excellence, miroir de l'âme qui, en fonction de ton état émotionnel, peut refléter une vérité plus ou moins objective.

Vacuité qui répond à tous les besoins, j'influe chaque seconde de ta vie. Je suis ce que tu bois, ce qui te nourrit et ce qui te guérit. Grâce à moi, tu peux te régénérer, fluidifier et purifier tes pensées lourdes. D'ailleurs, avec la Rose Air, je régularise la présence de ton intellect et je te reconnecte aux sensations de ton corps éden. Ondines et nymphes sensuelles s'en donnent à cœur joie à mes côtés ! Je cultive ton monde onirique pour explorer d'autres dimensions de ton être. En avoir conscience peut t'inciter à créer de nouvelles habitudes pour prendre soin de ton eau et de toutes les eaux qui habitent les trois quarts de la planète.

Sans contours, je ne vais nulle part et je vais n'importe où. J'échappe lorsque je ne suis pas contenue, c'est pourquoi j'ai besoin d'une certaine teneur pour maximiser mes pouvoirs. Observe mon lien au soleil, c'est grâce à lui que je me transforme et que je suis active. Ce soleil, symboliquement, se réfère à ton *yang* et au feu de ton esprit. Explore-moi avec ta curiosité, donne-moi une direction ! Essaie de comprendre tes émotions, établis un lien avec tes eaux intérieures. Flotte à ma surface, plonge en mon sein, reste en apnée. Regarde-moi, prends conscience de qui je suis. Je redéfinis ton rapport à l'espace-temps. Ainsi, tu ne subis plus la gravité de l'être humain et tu peux te reconnecter à ton être aquatique.

POUR ALLER PLUS LOIN

Je t'invite à méditer sur ton rapport à l'eau. As-tu conscience de sa préciosité et de ses nombreux pouvoirs ? Est-ce que tu réalises la chance de boire de l'eau potable ? Est-ce que tu fais attention à ne pas trop la gaspiller ? Médite sur l'impact qu'ont tes pensées sur tes molécules d'eau. Quelles sont celles qui reviennent le plus souvent ? Quid de la musique que tu écoutes ? Je ne suis pas là pour te donner mauvaise conscience, mais au contraire, te permettre d'approfondir ton lien à l'eau.

En guise de pratique, la prochaine fois que tu es en contact avec l'eau (ce qui devrait être incessamment sous peu !), je t'invite à prendre un petit temps pour la considérer. Si tu t'apprêtes à boire, pose tes mains sur le verre pour remercier les bienfaits de l'eau. Tu peux mettre le verre sur un symbole de fleur de vie afin de la charger.

Une autre manière d'approfondir ton lien à l'eau est d'offrir une bénédiction à une rivière, à la mer, à l'océan. Cela va d'un simple merci à des offrandes de fleurs par exemple. Tu peux, si tu sens l'appel, recevoir un soin et une bénédiction dans l'eau.

Plus tu vas laisser la Présence* saluer l'eau, plus tu vas nourrir un lien de gratitude pour tous les cadeaux qu'elle offre au quotidien !

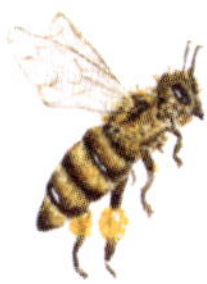

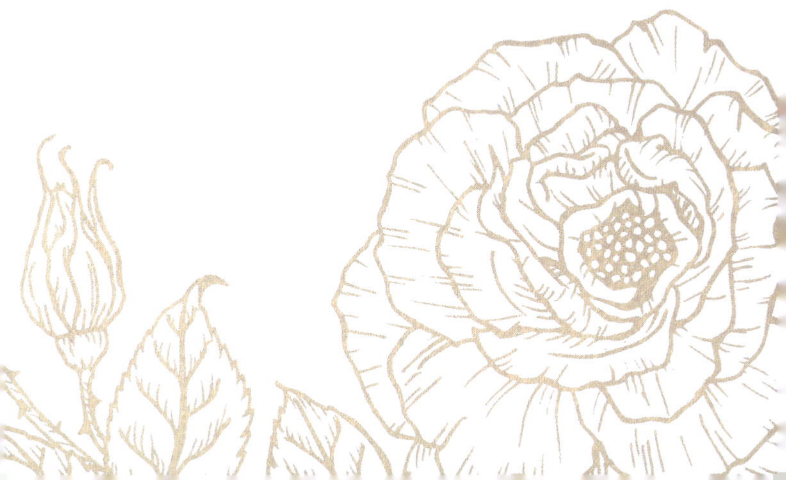

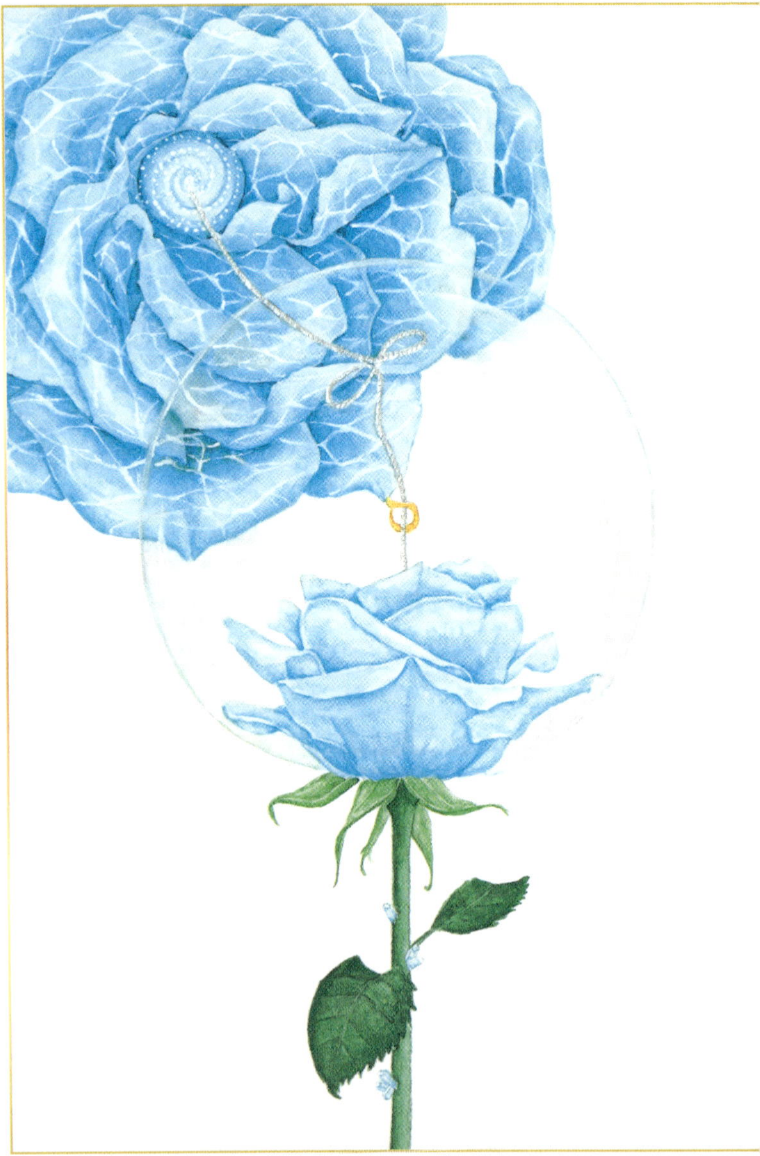

19. LA ROSE LAGON

POÈME

Laisse les distractions du quotidien
inlassables s'évanouir
dans un doux sourire.
En ton antre tu reviens,
tu te souviens
que tu as été rien,
puis tout.
Tu te souviens
que tu as été une cellule,
puis deux,
puis quatre,
puis huit cellules,
jusqu'à des milliards de milliards de cellules
qui dansent et forment tout ton être en cet instant.
N'est-ce pas miraculeux ?
N'est-ce pas merveilleux ?
Souviens-toi,
tu es miracle,
tu es merveille,
souviens-toi :
« Remember », *« re-membre »-toi,*
chaque millimètre de ta peau est une œuvre de foi,
chaque perle d'eau en ton corps forme des écumes de soi.

Je suis toi, tu es moi,
tu es en moi, je suis en toi.
Nous sommes une car nous sommes de la même eau,
je t'enlace de mon liquide originel,
je te berce de ma douceur éternelle,
je t'aime d'un amour inconditionnel.

MESSAGE DE LA ROSE

Je t'offre un bain de jouvence, telle une renaissance de l'union de tes corps purifiés par la Source*. Par « Source », j'entends la présence de l'Esprit, du Divin, de la Sophia*.

Lorsque tes cinq sens sont saturés par un trop-plein d'informations, il est fort probable que tu te sentes anxieux·e, désaligné·e, hors de ton corps. C'est là que j'interviens, pour revenir à la maison, de manière symbolique. Je soigne l'enveloppe charnelle, la peau, qui est le lien entre ton monde intérieur et le monde extérieur. Tu as eu une peau intra-utérine, vierge de toute forme d'agression. Une fois sorti·e du ventre de ta mère, ta peau a été exposée au déséquilibre. Ainsi, je te propose un rééquilibrage et une récupération de ta première peau, celle que tu avais étant bébé.

Je t'invite à laisser reposer le mental par la détente profonde du corps et par l'absence de sollicitation des sens, ne serait-ce que quelques minutes. De cette façon, tu te ressources au cœur du silence régénérateur, pour que l'être essentiel* émerge de nouveau, depuis la conscience originelle. Tu te souviens alors, dans un état de grâce, que tu n'as jamais été séparé·e de ton essence qui te compose, et que ton intuition cristalline coule de Source, sans se perdre dans les méandres du mental sursollicité ou de l'ego persécuteur.

J'ai une présence très maternelle, en effet, car je te berce dans tes eaux matricielles pleines de quiétude et de mémoires utérines, dans le berceau de ton âme. La Mère Sophia te bénit de sa présence dans chacune de tes cellules. Le lien à Elle est partout, tout le temps, car tu es son maillage dans lequel tu tisses ta réalité. Ainsi, l'interconnexion est omniprésente, comme une mère et son enfant, qui sont deux après avoir été un, liés par le cordon de la Vie.

Je magnifie une sécurité intérieure initiant l'ouverture totale du cœur relié au Grand Tout. Ainsi, le besoin de se protéger disparaît, ton corps est détendu et confiant. Tu peux recevoir les innombrables cadeaux offerts par la Vie. « Re-se-voir », se voir de nouveau dans les miroirs infinis d'autrui qui invitent à se faire confiance et à révéler ce qu'il y a de plus précieux et de plus cristallin en toi.

L'aspect miraculeux et guérisseur de l'eau est mis en exergue avec moi. Véritable Rose Mère Gardienne de ta pureté, je demeure dans les lieux saints liés à l'eau comme Lourdes par exemple. La France regorge de sources, fontaines, rivières célébrées pour leurs vertus guérisseuses. Les lagons partout dans le monde offrent l'expérience unique de se baigner dans le ventre de Gaïa. Alors si tu es tenté·e un jour de me rencontrer, baigne-toi dans ces eaux sacrées.

POUR ALLER PLUS LOIN

Que ce soit à terre dans un espace au calme, dans une bulle de flottaison, sur la mer Morte (ou tout autre lieu d'eau salée), dédie ce moment à tes retrouvailles originelles. Assure-toi d'être seul·e et de pouvoir vivre l'expérience à son maximum, même s'il s'agit de quelques minutes. Après la pratique, donne-toi un temps pour revenir à la surface de ta conscience et intégrer le soin.

Je te propose de vivre une sensation de relâchement profond. Sois prêt·e à t'abandonner à ton apesanteur pour te retrouver et en recevoir tous les bienfaits.

Une fois installé·e, ferme les yeux, observe ton corps et ses sensations. S'il flotte, note les basculements naissants. En effet, le corps n'a plus l'habitude d'être soutenu comme dans le ventre de la mère ; laisse-le s'ajuster en respirant lentement. L'eau va te montrer tes résistances, là où ton corps est crispé. Sois rassuré·e, ceci est un processus où le déséquilibre permet de retrouver l'équilibre en soi.

Relâche les mâchoires, le ventre, le périnée. Tes doigts, tes orteils ainsi que ta nuque sont détendus. Laisse-toi bercer par les mains invisibles de l'eau. Invite-moi à apparaître. Je t'enveloppe d'une bulle protectrice qui bat au même rythme que ton cœur. Observe mes formes amples et rassurantes, ma couleur bleu lagon. Un fil d'Ariane doré part de mon cœur pour rejoindre ton nombril. Les sensations sont familières, tu te sens apaisé·e, avec l'impression que j'ai toujours été là, près de toi. Fais appel au pouvoir du sel pour te purifier de toute distraction. Par la densité de l'eau salée, le silence se fait plus présent et régénérateur.

À son écoute, laisse-toi flotter, porté·e par ta propre apesanteur, vers un relâchement corporel et mental qui offre plus que le lâcher-prise : l'abandon de soi à Soi. Rappelle-toi, cette preuve de foi totale en la vie demande certains ajustements, le déséquilibre menant à l'équilibre en soi pour ouvrir les portes du cœur connecté au grand tout. Observe comment tu peux te détendre toujours un peu plus, jusqu'à ne faire plus qu'un·e avec l'eau qui te berce. La danse d'équilibre est parfaite entre l'eau qui te tient et toi qui tient l'eau comme témoin de ta salvation. Passée l'eau trouble, tu reviens à un point de stabilité parfaite, inébranlable. Tu fais machine arrière, là où chaque ricochet propagé revient au centre pour une renaissance.

L'état d'omniscience est atteint, tu es comme moi – lagon.

Puis, lorsque le moment est juste pour toi, reviens à ton corps en bougeant légèrement les doigts et les orteils. Étire-toi de tout ton long, bâille. Si tu es à terre, bascule d'un côté en position fœtale, restes-y quelques instants. Si tu flottes, reprends pied en douceur, en gardant la mémoire de ma présence dans chacune de tes cellules.

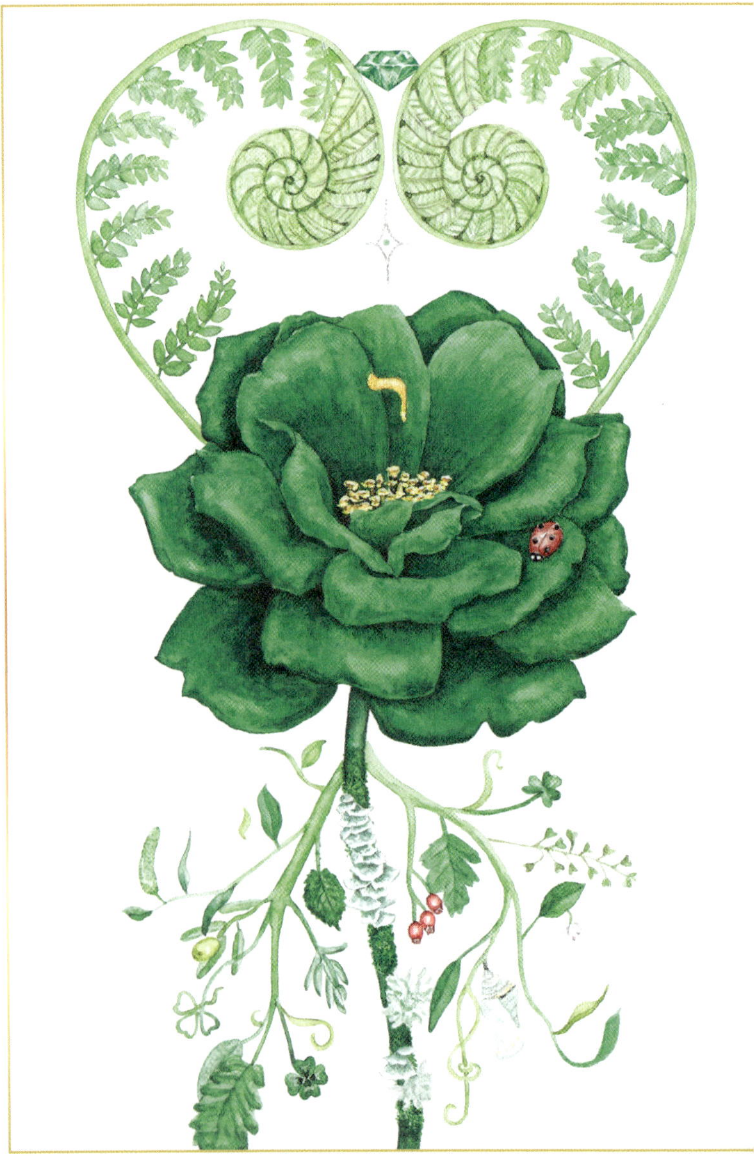

20. LA ROSE ÉMERAUDE

POÈME

Aime et rôde
dans tes paysages intérieurs,
rends grâce à ton cœur émeraude
qui verse sa noblesse et sa douceur
dans l'Univers, le vers un,
uni, tout entier.
Tu es
alchimiste des temps anciens
qui aime et rôde.
Par un seul souffle divin,
tu renais, tu reviens
au sein de l'émeraude
où règnent la paix, l'unité, l'éternité.
Sois tout simplement, à n'en plus douter,
au cœur de ton être unifié, révélé.
Aime et rôde en adoration
avec tous les cœurs sur Terre battant à l'unisson.

MESSAGE DE LA ROSE

Je coule de Vivant et d'évidence lorsque tu te sens stressé·e par un mental en suractivité, des distractions à tout va, une perte de présence au corps.

Je t'invite à ralentir encore et toujours plus pour que chaque geste soit rythmé par ta respiration, que chaque pas fait sur Terre soit ancré. Je t'encourage à contempler la beauté, à t'émerveiller, en adoration et en dévotion pour le Vivant. Regarde ! Tu es cette beauté que tu contemples.

Je t'enseigne la sagesse du cœur alchimique*, qui t'invite à revenir et à baigner dans le cœur, quoiqu'il arrive. Lorsque tu réagis à un événement qui te déplaît, recentre-toi à l'aide d'une respiration en conscience, afin de préserver ton énergie. Demande-toi : « Dans cette situation, qu'est-ce que l'Amour ferait ? Qu'est-ce que l'Amour dirait ? » Cela peut être un sacré défi, tellement tu es susceptible de réagir d'une certaine manière quand tu te sens en insécurité.

La solution n'est pas à l'extérieur mais à l'intérieur de toi, au sein de ton royaume. Cette nouvelle approche est comme un muscle qui œuvre au quotidien pour agir sur l'instant, idéalement, afin de ne pas prendre personnellement ce qui se passe et de ne pas donner ton pouvoir personnel à l'objet de discorde. Ainsi, les défis deviennent des opportunités pour ne plus opérer depuis l'ego blessé. Rappelle-toi que tu as toujours le choix de revenir en ton cœur, lui qui, par sa sagesse, transmute tout élan de découragement en résilience. Ce processus alchimique émotionnel commence par l'intention mise dans la respiration, avec la foi que tu fais toujours du mieux que tu peux.

Lorsque ton cœur émeraude brille, la clarté et le discernement sont au service de ta paix intérieure. Tu atteins un état de félicité nourri par des synchronicités au quotidien. Ton intuition est fine et tu sais intrinsèquement ce qui est bon pour toi.

POUR ALLER PLUS LOIN

Les espaces verts sont de précieux alliés pour se ressourcer et se sentir en lien avec le tout-Vivant. Lorsque tu es accaparé·e par la vie quotidienne, dans un rythme effréné, je te murmure que c'est le moment de t'offrir un temps en nature. Que ce soit quelques heures dans un parc, un week-end en montagne ou une retraite silencieuse en pleine forêt, offre-toi un temps de communion avec Gaïa. Commence par une détox de tout type d'écran (que ce soit le téléphone portable, la télévision…). Ralentis le pas pour marcher en conscience, regarde avec tes yeux d'enfant chaque création merveilleuse qui se présente à toi. Observe chaque détail, remercie l'air dans tes poumons. Les sens en émoi, prends conscience des cadeaux infinis que la Terre offre sans compter ; accueille dans ton cœur toute la beauté et l'harmonie du Vivant. Ainsi, tu fais une chose à la fois, en conscience. Le faire est au service de l'Être.

Respire à pleins poumons, les pieds ancrés au sol (de préférence nus), inspire l'eau des étoiles, expire le feu, inspire l'exaltation, expire le repli, inspire la source, expire ton rayonnement. À mesure que tu respires, sens ta colonne vertébrale qui s'étire, tes épaules qui se détendent, ton mental qui ralentit. Chante le son « A » pour ouvrir et alléger ton cœur. Afin d'aller plus loin dans la pratique, tu peux ajouter une apnée de cinq secondes entre l'inspiration et l'expiration. Lors d'une apnée poumons à moitié pleins, laisse l'énergie du ciel tomber dans ton cœur émeraude. Visualise une croix au cœur de ton cœur. Un point émeraude y demeure : c'est un point de quintessence, un point de rencontre où ce qui est éternel règne en harmonie. Ressens l'intelligence de l'Univers en ce point de connexion au Tout.

Pour terminer la visualisation, dépose sur ce point une immense Rose Émeraude, dont l'énergie émane depuis ta poitrine comme une source jaillissante se diffusant dans ton corps entier.

Prends quelques minutes pour contempler. Tu es dans un état de réceptivité et d'adoration avec ce qui est, autour de toi et en toi. Tu fais partie de ce merveilleux grand tout et rien n'est plus précieux que de sentir ton cœur battre au même rythme que celui de la Terre.

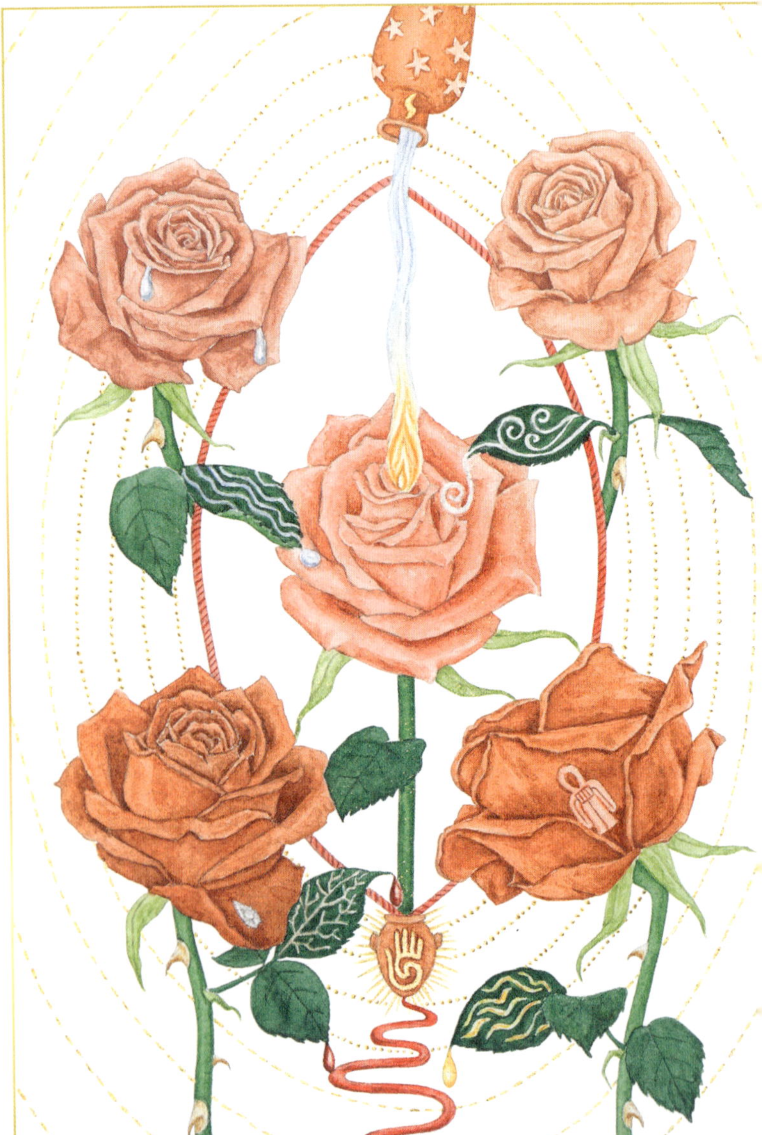

21. LA ROSE TERRACOTTA

POÈME

Je suis la tisseuse des mondes
à l'origine de la Vie dans les grottes profondes.
Je suis l'alliance de l'argile rouge et du feu de l'esprit,
entre racines et ciel, axis mundi*,
je te lie aux terres qui ont été foulées par des milliards de pas
avant toi, elles ont tout vu et tout entendu, ici-bas.
Je me pose au creux des mains qui palpent les contours du Vivant,
embaumement, accouchement, guérison et libération,
je rends l'invisible visible, je tisse les liens où l'individu se fond,
je modèle et remodèle à partir d'une seule et même matière,
je suis le rhizome qui lie les générations de l'humanité tout entière,
je suis là où les miracles se font
grâce aux larmes de Madeleine et au sang des pulsations*
du pouvoir de la célébration et de la consolation.
Je suis le lien d'équilibre entre les polarités,
collier de perle et toile d'araignée,
je suis les pensées qui tissent la réalité souhaitée,
les bras qui enlacent les cœurs reconnaissants,
je perpétue la magie du lien bienveillant.

MESSAGE DE LA ROSE

Tout est lien, absolument tout. Que ce soit du microcosme au macrocosme, de la toile d'araignée aux synapses dans ton cerveau, le lien se tisse seconde après seconde partout où règne le Vivant. Un regard, un baiser, une parole ou un câlin est un lien. Moi-même je suis reliée à toi par ce message et j'en suis honorée.

Le tout premier lien pour toi s'est fait *in utero*, dans le ventre de ta mère. Ses cellules ont tissé ta matrice naissante dans la sienne, laissant émerger peu à peu l'existence en tant que telle, nourrie par votre cordon ombilical. N'est-ce pas miraculeux ?

Je te fais prendre conscience de cette interdépendance fondamentale, derrière le rideau des pensées. La conscience pure se vit en toi, par ce lien. Dire « je suis », c'est se relier à toi et à l'Univers en toi. Il y a le lien aux autres par le présent et les souvenirs dans l'espace-temps, les liens aux animaux et aux différents règnes de la nature, les liens aux ancêtres tels des fils invisibles reliant les générations. Quels sont les liens que tu tisses en toi au quotidien ?

À l'instar de la fourmi, j'œuvre en collectif, assidûment, en communion avec la planète, ses cycles et ses saisons. Je te permets de voyager dans le rhizome humain pour te souvenir et ramener l'esprit de la Madeleine sur Terre. Je viens te parler du lien guérisseur des cœurs en chemin. Je prône l'amour, l'empathie, la curiosité. Je mets en lumière les liens tissés avec tendresse qui durent dans l'adversité. Je parle de la solidarité et de l'entraide, souhaitant que les êtres humains luttent ensemble pour la vie et pas les uns contre les autres.

Je te parle des mains qui soutiennent, façonnent, touchent, rassurent, expriment et remodèlent. Je te parle du geste d'amour qui est un prolongement de l'âme guérisseuse dans un espace sacré. Je te parle de la cicatrisation, des psychés et des peaux qui se recousent après une blessure, un accouchement, un deuil. Je te parle de l'écoute attentive, de la Présence* au service de son prochain. Je te parle de la consolation qui permet de retisser le lien au Vivant, de l'importance de consoler et d'être consolé·e. pour redessiner le territoire émotionnel, mental et physique.

Internet n'est pas appelé « la toile » par hasard, mais est-ce que c'est un lien qui te nourrit et te rapproche d'autrui ? Quel est ton rapport à la solitude, choisie et subie ?

L'état liquide fait le lien et perpétue la vie sur Terre comme sur ta peau. Parfois, ce sont des larmes qui perlent sur la trame de l'existant, la pluie du ciel qui bénit, l'eau qui tempère le feu de l'esprit, l'huile d'un rituel, le sang qui coule des sexes féminins.

Cette multitude de liens n'existerait pas sans la planète qui relie et unit toutes les espèces vivantes. Toi et autrui, vous vous tissez entre vous, à l'instar d'une toile d'araignée. Est-ce que tu as déjà observé que lorsque tu tires légèrement sur un coin, l'ensemble de la toile bouge ? Est-ce que tu as contemplé la finesse de l'œuvre de l'araignée ? D'une certaine manière, par tes choix et par tes actions, tu tisses l'histoire d'autrui en conséquence, et vice versa. C'est pour cela qu'il est primordial de te relier à toi-même avant tout.

POUR ALLER PLUS LOIN

Pour cette pratique, je te demanderai de te procurer de l'argile à modeler autodurcissante (un kilo suffit), de préférence couleur terracotta. Prépare ton espace pour œuvrer avec l'argile, à savoir mets des couches de protection au sol ou sur un plan de travail en bois, prépare de l'eau, un couteau ou un fil à couper, un rouleau de cuisine pour aplatir la pâte si nécessaire et d'autres objets qui t'appellent. Mets-toi en tenue confortable avec les manches retroussées et offre-toi une heure de pratique.

Enlève la terre de son emballage et prends-la dans tes mains avec l'intention de te connecter à elle. C'est peut-être la première fois que tu le fais, alors mes félicitations ! Demande-toi ce que tu aimerais expérimenter avec cette terre, là maintenant. Tu peux simplement la garder dans tes mains, commencer à la pétrir, vouloir créer un objet. Il se peut que tu veuilles en mettre sur ta peau, représenter une partie de ton anatomie. Utilise les ustensiles nécessaires pour créer ce que tu souhaites.

Explore l'alliance de la terre de feu et de l'eau pour trouver le juste équilibre. Il s'agit ici de façonner la matière, de la sculpter pour renaître à une « autre réalité ». À mesure que tu pétris, laisse tes pensées divaguer, connecte-toi à chaque mouvement. Il y a quelque chose de profondément sensuel qui se crée, en lien avec la terre. Tu te « salis » les mains pour revenir à l'essentiel. Si tu t'en mets sur les avant-bras, observe comme la terre craquelle quand elle sèche, laissant apparaître une nouvelle peau, comme si une mue opérait.

Prends cette pratique comme l'occasion de ritualiser un passage de vie, d'ancrer une intention, de faire peau neuve ou d'absorber ton feu qui déborde. Imagine tout ce qui compose la terre. Pense à la façon dont tu te rends utile au sein d'une communauté, de ta famille. Pense à la qualité du lien qui est réconfortante, fertile. Quelles qualités humaines aimerais-tu cultiver pour maintenir le lien à toi et à celles et ceux que tu aimes ?

Lorsque tu sens que tu arrives à la fin de la pratique, remercie ce moment privilégié avec ton âme. Si tu as créé un objet, tu peux poser une intention et l'offrir à quelqu'un. Si tu t'es offert peau neuve, va te rincer en conscience, en laissant partir ce qui doit partir avec la terre. Tu peux réitérer cette pratique seul·e ou accompagné·e. Après tout, cela serait un merveilleux moment de partage !

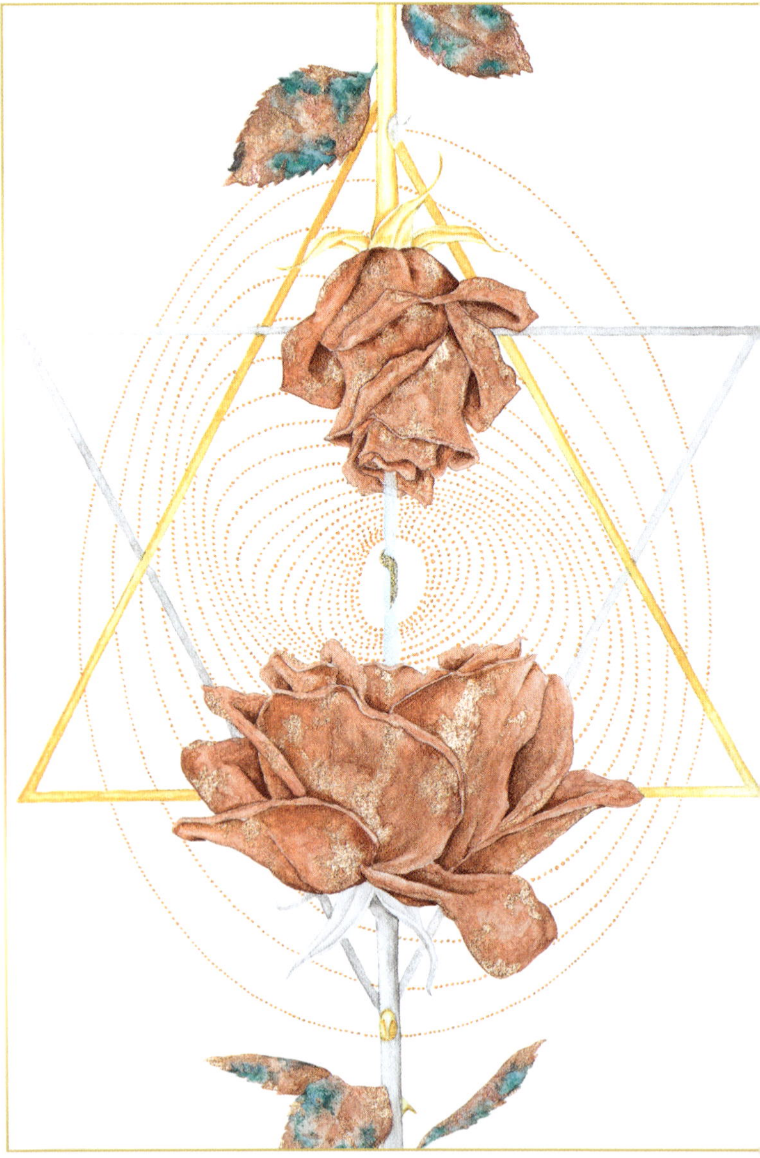

22. LA ROSE CUIVRE

POÈME

Je suis l'alliance, la force de l'union,
je résiste au feu de la corruption,
seul, on va plus vite, à deux, on va plus loin.
Je t'offre un début, un milieu et une fin,
une structure pour plus d'épanouissement,
après avoir fixé l'horizon, je l'étends pour
exaucer tes rêves d'enfant.
Vois comme la discipline accompagnée
de la grâce est ton meilleur allié.
Je t'invite à oser rêver,
ne t'arrête pas à ce qui est possible,
à ce qui est possible devant tes yeux,
connecte-toi à ton cœur, respire dans tes vœux,
ramène-toi à ce qui te fait vibrer,
sois ta cible, pas la flèche tirée,
je suis là pour me préoccuper du « comment
et par où commencer ? »

Je suis ton contenant pour te laisser être et briller,
si tu déranges quelqu'un,
c'est son problème, pas le tien,
que tu sois trop ou pas assez,
tu as un rôle à jouer.

Plaire à tout prix diminue ta singularité,
tu n'es pas là pour être comme autrui,
tu es toi, ça suffit.
N'attends plus qu'on te donne l'autorisation,
l'équilibre se fait lorsque tu te choisis entièrement, sans concession.

MESSAGE DE LA ROSE

Je décuple tes sensations et je redessine les contours de ton corps réceptacle du divin, cherchant à prendre chair au quotidien. Au service de la Grande Déesse*, j'offre ma coupe à Vénus pour qu'elle puisse s'épanouir et créer la vie. Rose de protection, je donne la tonicité et la stabilité nécessaires à ton corps pour être un véritable contenant. Je me pose sur toi pour activer ta matrice originelle, une structure dont la justesse est symbolisée par l'union parfaite entre ton *yin* et ton *yang*, où le haut est comme le bas, le bas comme le haut. C'est pour cela que je mets la lumière sur les blessures entre le féminin et le masculin et que j'insiste sur la nécessité de pardonner pour mieux avancer ensemble.

En vérité, je rétablis l'état amoureux et la confiance relationnelle, à l'instar de Shiva et de Shakti* ou de Mars et de Vénus. L'union du *yin* et du *yang* amplifie ce qui est déjà là tout en complétant ce qui manque. Par exemple, quelqu'un dont le *yang* est particulièrement présent pourra bénéficier d'un peu plus de *yin*, et vice versa… Pour être en sécurité, le *yin* a besoin de sentir un *yang* solide et confiant, qui donne des fondations sur le long terme et qui assume son pouvoir sans l'écraser. Je te parle d'une alliance très subtile dont je suis la gardienne pour conduire au mieux le Vivant, à l'image d'un cours d'eau. En effet, je possède une merveilleuse conductivité thermique et électrique, ce qui me permet de canaliser ton énergie vitale et de la diriger à bon escient, au service de ton expansion.

Ainsi, je t'érige en alliance avec ton *yang* intérieur qui te tient, qui te protège et qui veille sur toi. En retour, ton yang a besoin d'un *yin* bienveillant qui ne le rejette pas afin de lui être pleinement dévoué. Pour cela, *ton* yin doit se faire confiance et ainsi rétablir un équilibre subtil entre être et faire, se reposer et agir, recevoir (se voir de nouveau) qui équivaut à se donner à l'autre.

J'amplifie ce qui veut croître et je me fonds très bien avec d'autres métaux, ce qui donne lieu à de puissantes alliances. Néanmoins, je reste vigilante concernant avec qui je m'allie et pourquoi. Mes épines de cuivre restent aiguisées, au service du discernement. C'est pourquoi je te pose cette question : « De qui t'entoures-tu ? » C'est important, mon enfant, de te le rappeler. Car tu as tendance à être très empathique, toujours là pour l'autre quand il en a besoin. Je te demande de faire attention à celles et ceux qui en profitent, à celles et ceux qui croient que tout est permis. Veille à t'entourer des personnes qui veulent te voir briller, sans avoir peur d'être mises dans l'ombre. Tout est équilibre et bon sens du cœur à mes côtés.

POUR ALLER PLUS LOIN

Pour cette pratique, je t'invite à être seul·e pendant quinze minutes. Debout, ferme les yeux et amène une détente complète de ton être, respiration après respiration. Observe comme ton corps se meut : peut-être qu'il se balance d'un côté puis de l'autre, d'avant en arrière. Garde tes genoux souples, tes épaules et ta mâchoire relâchées. Tes bras sont détendus, placés le long de ton corps. Avec ta respiration, mets l'intention de descendre dans ton *hara**, qui se trouve deux phalanges sous ton nombril. Imagine que c'est ton centre de gravité. Focalise-toi sur ton bassin, et respire dedans comme si tu voulais créer de l'espace et une assise confortable. Observe si cela a un impact sur ta posture. Peut-être que tu auras la sensation d'être plus lourd·e. Petit à petit, tu ne vas plus penser ton corps, mais tu vas penser l'être dans son intégralité.

Maintenant, visualise une étoile de David en face de toi, à taille humaine, aux couleurs cuivrées. Respire cette étoile et imagine qu'elle fond en toi. À l'inspiration, lève les bras lentement au ciel, puis redescends-les à l'expiration. Imagine que tu lèves la terre au ciel et que tu descends le ciel sur terre. À mesure que tu répètes ce mouvement, imagine qu'un calice en cuivre se dessine tout autour de toi. Sens l'équilibre parfait en ton être, magnifié par la fluidité de ton énergie vitale.

À présent, dessine un cercle en face de toi, un bras après l'autre. Depuis ton bassin, ta main droite remonte le long de ton ventre, ta poitrine jusqu'à ton chakra couronne et crée un cercle en forme de révérence pour revenir à son point de départ, cercle suivi par ton autre main. Tu peux visualiser une inspiration lorsque le geste monte et une expiration lorsque le geste descend. Laisse le mouvement se faire naturellement. Visualise un circuit d'eau qui danse sans difficulté. Ce circuit d'eau est ton énergie vitale. Tu peux t'amuser à aller dans un sens, puis dans l'autre. Observe tes sensations tout en te visualisant dans un calice de cuivre.

Lorsque tu sens que c'est juste, tu peux ralentir le mouvement et revenir à une respiration ample et profonde. Garde les yeux fermés et observe ta posture, immobile. Visualise le calice de cuivre s'évanouir dans l'éther petit à petit. Remercie ton énergie vitale et l'harmonie de tes polarités au service de ton être divin. Je te remercie d'avoir pratiqué à mes côtés. N'hésite pas à faire appel à moi quand tu as besoin d'un rééquilibrage intérieur !

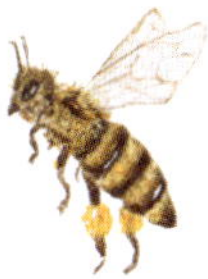

S'ÉLEVER EN AMOUR POUR SOI

Apprendre à se connaître

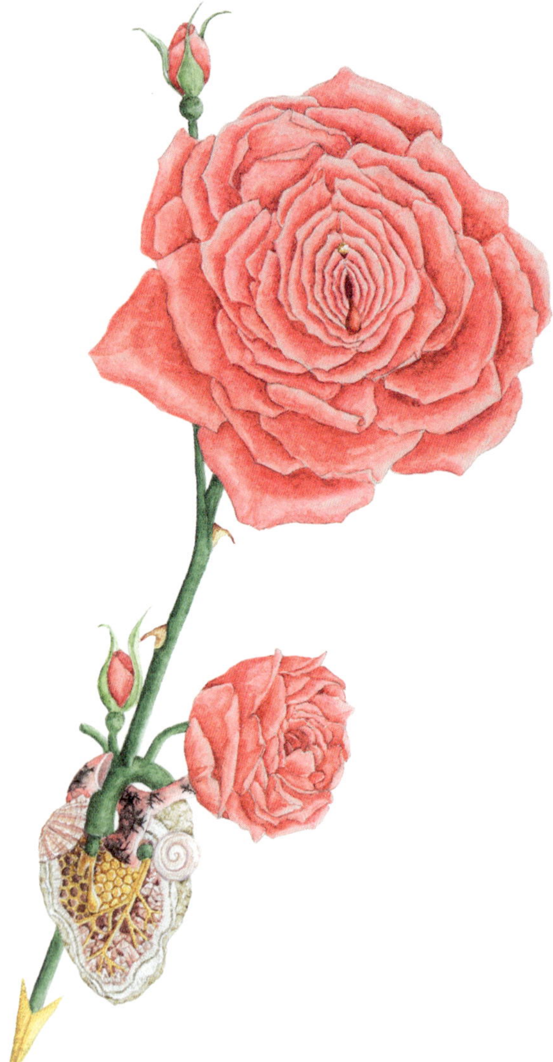

23. LA ROSE ROSE

POÈME

Être en amour avec toi, mon enfant,
c'est ça, l'histoire de ta vie,
tu le réalises et tu te réalises, enfin !
Cela n'est pas arrogant
car il est sain de s'aimer à ce point.
Tu es celle, celui que tu as toujours cherché·e,
imagine, si tout le monde s'aimait ainsi,
il ne serait pas là où il en est aujourd'hui.

À chaque instant, Éros honore la beauté divine que tu es.
Ton innocence érotique s'épanouit, ta sensualité te fait danser,
tu es une âme poussière d'étoiles dans un être incarné,
rappelle-toi,
tout s'ouvre et reste fluide tant que tu laisses
vibrer l'essence de Vénus en toi.
Tu réalises en fait que tout va bien,
toujours, tout va bien.
Tu ne cherches plus ta mère à l'extérieur, car elle est à l'intérieur,
tu ne cherches plus ton père à l'extérieur, car il est à l'intérieur,
tu portes la trinité en ton sein et t'enfantes toi-même chaque jour,
alors, célèbre-toi, encore et encore, avec tout ton amour !

MESSAGE DE LA ROSE

Là où je passe règne un parfum irrésistible. Le subtil est encore plus palpable, car tu es à fleur de peau de nouveau-né, abritant une âme vive de souvenirs de millions d'années. Ton hypersensibilité et ta vulnérabilité sont de précieux gardiens de ton cœur, que je considère comme un véritable joyau.

Mes pétales de soie se posent sur certaines blessures de cœur (la blessure originelle de la séparation de la mère notamment) enveloppées de douceur. Rose de l'Éros, je t'invite à te célébrer en tant qu'être multidimensionnel en paix avec ses visages multiples, que ce soit celui de l'amoureux·se, de l'amant·e, mais aussi celui de l'époux·se, du guerrier/de la guerrière… Quels sont les visages les plus présents dans ton quotidien ? Comment est-ce que tu peux donner plus d'amour à ceux qui moins assumés ?

Je te parle d'intronisation de ton être par la célébration de ton innocence érotique. Je t'invite à t'élever en amour pour toi-même, à visiter le plaisir dans son sens le plus sage et le plus noble. Ton érotisme est un moyen de te connaître dans la chair et de naître dans ton individuation. Regarde-toi avec les yeux de l'amant·e intérieur·e !

Je suis l'éloge de la lenteur, au service de l'être et de la qualité de temps passé avec soi. Telle une colombe, je me pose sur ton cœur, où l'espace-temps suspendu relie le corps et l'esprit. Est-ce que tu aimes passer du temps en ta compagnie ? En période de crise et de profonds changements, comment est-ce que tu te comportes ? As-tu tendance à résister ou, au contraire, à essayer d'accepter la situation? Je t'invite à lâcher ton juge intérieur qui t'emprisonne dans ton passé. Toute tentative de moralisme et de critique envers toi-même disparaît dans un immense câlin. D'ailleurs, est-ce que tu t'es déjà pris·e dans les bras? Si oui, je t'invite à réitérer! Si c'est la première fois, l'occasion est parfaite.

Depuis cet espace de réconciliation intérieure peut émerger un nouveau paradigme amoureux : reconnaître le divin chez l'être aimé, c'est accepter qu'il reconnaisse le divin en toi. Ainsi, vous êtes miroir et reconnaissance de vos âmes liées.

POUR ALLER PLUS LOIN

Tu vas partir à ta reconquête, avec curiosité et amour, où chaque geste signe la présence de ton âme. Appelle la déesse Aphrodite à tes côtés pour qu'elle t'accompagne en douceur.

Je te propose de faire cet exercice lorsque tu es au calme et seul·e. Positionne-toi devant un miroir et regarde-toi, comme si c'était la première fois. Observe tes pensées, sans juger. Respire profondément. Puis, avec le plus de douceur possible, déshabille-toi lentement. Reste totalement présent·e à ce qui est. Il se peut que des larmes montent, que tu te sentes mal à l'aise et/ou en joie. Une fois nu·e, laisse ton corps faire ce qu'il désire. Bouge certains membres, danse, mets de l'huile sur ta peau. Remercie chaque centimètre de ton être.

Nomme à haute voix les parties que tu aimes chez toi. Par exemple : « J'aime mes yeux », « Je trouve mes cheveux soyeux », « Ma peau est douce ». Prends le temps d'apprécier et de redécouvrir ces parties de ton corps. Pour clore la pratique, regarde-toi droit dans les yeux et dis « Je t'aime », si c'est possible. Observe tes sensations. Si tu sens une gêne quelconque, remercie-toi d'être allé·e jusqu'à cette étape. Puis, si c'est possible pour toi, prends-toi dans les bras. Relâche complètement ta tête d'un côté et ferme les yeux. Observe tes sensations et l'émotion que ce geste guérisseur procure. Respire amplement et reste ainsi quelques minutes, écoute les battements de ton cœur. Ressens toute la douceur du monde qui t'enveloppe et te protège.

Puis, délie tes bras délicatement, et remercie-toi pour ce temps de grande qualité en ta compagnie. Réitère la pratique à ta fréquence, jusqu'à ce que toute gêne disparaisse. Pratique durant quinze minutes minimum et observe-toi après. Peut-être que tu te sens un peu plus apaisé·e, en confiance. Peut-être qu'une nouvelle perspective sur une situation va se présenter. Observe aussi ton juge intérieur : peut-être qu'il s'adoucit, peut-être que sa voix critique n'est plus aussi présente. Tu apprends à t'aimer avec tes standards et non ceux de la société, et cela est une très grande marque de liberté !

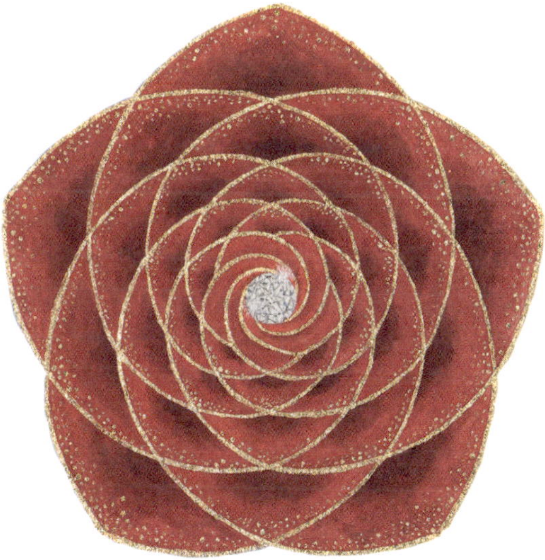

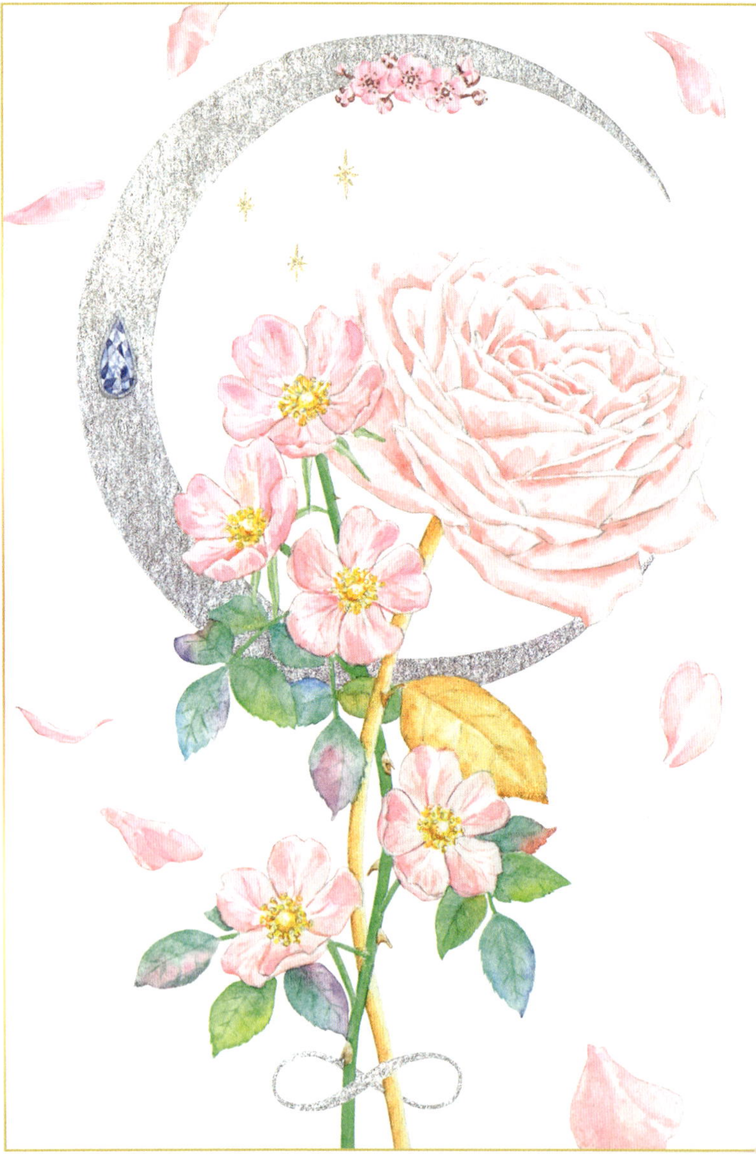

24. LA ROSE ROSE PASTEL

POÈME

Rose de l'intelligence émotionnelle,
je te tends mon pétale avec douceur,
comme une mère intérieure qui se veut fidèle
à la pureté instantanée du cœur.
Je te murmure que ton hypersensibilité n'est pas un leurre
mais un cadeau, un véritable don
au service de l'humanité.
Observe, quels sont les messages de tes émotions ?
Apprends à les vivre, à les comprendre avec sérénité,
pour ne plus les subir et pour qu'elles soient tes meilleures alliées.
On te parle de garder ton sang-froid, de te mettre de côté,
de retenir, quoi qu'il en coûte, sans sourciller,
mais comment rester enfermé·e dans ces masques dénaturés ?
La Terre a besoin de ton bon sens à fleur de peau,
et de ton être qui se laisse emporter,
et tu sais bien que… Chassez le naturel, il revient au galop !
Alors, laisse couler tes perles de douceur salée,
laisse-toi toucher par ta vérité immaculée,
compose avec ce qui est
sans pour autant perdre pied.
Je suis là, tout près de toi,
je ne te lâcherai pas,
j'ai même un plan,

celui de cocréer avec tes émotions
pour honorer les expressions infinies de ton vivant,
libres et pures, vibrant à l'unisson.

MESSAGE DE LA ROSE

Si tu te considères comme hypersensible, tu souffres peut-être d'un trop-plein émotionnel au quotidien. Tu as peut-être projeté chez l'autre ce qui est difficile à digérer en toi. Tu as même parfois, peut-être, jugé certaines émotions comme étant négatives ou mauvaises pour te protéger. Il se peut aussi que tu ressentes tellement tout, tout le temps, que tu ne saches pas comment le gérer. Il se peut aussi que tu ne ressentes rien, au point de te demander pourquoi. Tu t'es donné l'étiquette d'éponge humaine, à la recherche d'autres comme toi, avec l'impression de ne pas être de cette planète. Il est difficile pour toi de regarder les infos, de voir l'horreur du monde sans vaciller. Parfois, tu aimerais ne rien ressentir du tout pour être mieux, mais tu sais au fond que ce n'est pas la solution.

Sache que tu es merveilleux·se comme tu es et que le monde a besoin de personnes sensibles comme toi ! Ce n'est pas négatif de ressentir des émotions qui chahutent. Sache que c'est tout naturel, mon enfant, car tu es profondément humain·e !

Je viens te proposer une autre possibilité : tu peux faire appel à ta « mère intérieure » qui, avec son attention et son regard bienveillant, va t'aider à prendre soin des flots émotionnels de ta « mer intérieure » pour que tu puisses trouver un juste équilibre. L'« é-motion » est un mot qui vient du latin et qui traduit un mouvement hors de soi. C'est l'énergie vitale qui se meut en toi et qui s'exprime dans ton corps avant d'être conscientisée. Grâce à l'émotion, tu ressens l'arc-en-ciel du Vivant, tu te lies à toi-même et à autrui. D'ailleurs, d'après les neurosciences, il faut vingt et un millièmes de secondes pour qu'une émotion passe d'une personne à l'autre. Est-ce que tu sais à quelle partie du cerveau elle se réfère ? À l'amygdale, qui a une petite structure en forme d'amande et qui est située dans la région du système limbique. Elle joue un rôle essentiel dans la régulation des émotions car elle détecte les stimuli et les dangers possibles. C'est elle qui déclenche les réactions de peur, qui stocke les souvenirs émotionnels les plus importants et les plus enfouis et qui régule les réponses émotionnelles liées au stress. Elle aide aussi à détecter les indices émotionnels chez autrui, comme les expressions faciales. Ainsi, sans amygdale, ta vie émotionnelle serait tout autre : il serait difficile de ressentir de l'émotion et de la reconnaître chez l'autre. Viennent en renfort le cortex préfrontal, les systèmes nerveux sympathiques et parasympathiques qui ont un impact direct sur le cœur, la respiration, la tension artérielle, le système digestif, les muscles, la peau, les sens… Bref, tu l'as compris, l'émotion est partout ! Et elle se manifeste via l'expression faciale, la posture, les pensées, les comportements, les chimies internes ainsi que via l'expérience subjective que tu es capable de verbaliser. Tu as d'ailleurs pu remarquer qu'il est facile de s'emporter et de dire des choses que tu peux regretter lorsque tu es dans un état émotionnel perturbant, couplé d'un quotidien stressant et fatigant.

Le problème survient lorsque l'émotion est associée à une histoire menant à des actions qui peuvent avoir un impact négatif sur toi et sur autrui. Je t'invite à t'offrir la plus grande des indulgences, ainsi que de la compassion. Ce n'est pas facile d'être émotionnel, encore moins d'être hypersensible.

Je suis là pour te rappeler que tu as un don et qu'il est temps d'apprendre à le maîtriser. Maîtriser, pas contrôler. Le contrôle fige le Vivant tandis que la maîtrise cocrée avec le Vivant. Par quel moyen ? Par l'intelligence émotionnelle, qui te permet de réguler tes émotions afin d'en extraire le meilleur et de mieux vivre. Qui dit réguler ne veut pas dire nier, bien au contraire ! Non seulement tu apprends à comprendre tes émotions, et donc à te comprendre à un niveau bien plus profond, mais tu mets celles-ci au service de ton hygiène psychique et de ton bien-être au quotidien, tout en honorant ton authenticité. Ta communication interpersonnelle en bénéficiera aussi. C'est un sacré voyage que je te propose, alors viens avec moi !

POUR ALLER PLUS LOIN

Je vais te présenter les quatre étapes de l'intelligence émotionnelle pour comprendre le chemin de l'émotion et l'appliquer au quotidien.

Avant de commencer, sache que toute émotion a un déclencheur. Lorsque l'amygdale traite ta réponse émotionnelle, c'est la peur qui est la patronne, et l'émotion est dite « chaude ». Je te donne ce premier conseil : essaie de la laisser refroidir. Je dis bien « essayer » car j'ai conscience que c'est plus facile à dire qu'à faire.

Pourquoi laisser refroidir ? Pour laisser le temps au cortex préfrontal de digérer l'émotion, mais pas trop longtemps non plus. C'est-à-dire ? C'est-à-dire que si tu laisses passer cette information émotionnelle plus de vingt et un jours, tu vas la stocker en souvenir émotionnel dans ta mémoire profonde et ce sera plus difficile de t'en défaire.

Il est dit qu'il faut à peu près cinq fois plus d'énergie pour se défaire d'un souvenir émotionnel profond que lorsqu'il est légèrement refroidi. Ainsi, laisser refroidir peut aller de quelques minutes à une nuit entière pour prendre du recul, et une fois que l'émotion est tiède, je te propose de l'évacuer, que ce soit par des pleurs, un cri… Aie confiance en ton corps ! C'est littéralement une question d'hygiène pour éviter d'arriver à saturation !

La première étape de l'intelligence émotionnelle est la capacité à percevoir. Cela signifie de savoir identifier et exprimer tes émotions, accueillir ce qu'il se passe en essayant de mettre des mots. Par exemple, tu peux ressentir une forme de tristesse en toi. Reconnais-la par les mots, par exemple : « Je me sens triste », « Je sens de la tristesse en moi ». Écris-le, ou dis-le si tu es avec quelqu'un.

La deuxième étape se réfère à la capacité de comprendre et d'analyser le processus émotionnel, ce qui revient à s'interroger sur le déclencheur. Quelles sont les manifestations et le contexte de l'émotion ? Tout en gardant en tête qu'une émotion évolue sans arrêt. Pour reprendre l'exemple, observe où se loge la tristesse pour toi. Peut-être que c'est au niveau du cœur ou du ventre. Demande-toi ce qui a déclenché cette tristesse. Peut-être que c'est une odeur, une parole, un souvenir ?

Vient ensuite la troisième étape : je te propose d'utiliser l'émotion au service de quelque chose. Prends l'énergie qui s'en dégage pour nourrir une action bénéfique. Tu peux respirer en conscience, laisser les larmes couler, et t'accorder un moment pour te prendre dans les bras. Tu peux aussi sublimer la tristesse par une création artistique :

que ce soit un dessin, un poème, un chant. Demande à la tristesse de s'exprimer. Ainsi, tu te responsabilises et tu crées un lien concret avec ton émotion.

La quatrième étape consiste à réguler l'impact de l'émotion pour maintenir ton bien-être, mais aussi celui de ton entourage. Sache que tu as de l'influence directe sur ton émotion, tu peux en changer la durée et l'intensité. Tu peux faire durer la joie, diminuer la peur, rassurer la tristesse. C'est peut-être difficile d'y croire pour un hypersensible, mais je te garantis qu'avec la pratique, tu vas comprendre de quoi je parle. Le moyen le plus direct pour réguler une émotion est de respirer. Réguler ne veut pas dire nier quoi que ce soit, mais comprendre que tu peux intervenir à tout moment pour te rassurer.

J'espère que ces étapes te serviront pour te lier à tes émotions avec l'intelligence du cœur et de l'esprit. Sache que tout est juste et que c'est un processus. Peut-être que ton juge intérieur ne te trouvera pas à la hauteur, peut-être que tu te mettras de la pression pour bien faire et que tu seras déçu·e si l'effet escompté n'est pas au rendez-vous. Aie confiance en toi, aie confiance en ce qui va naître !

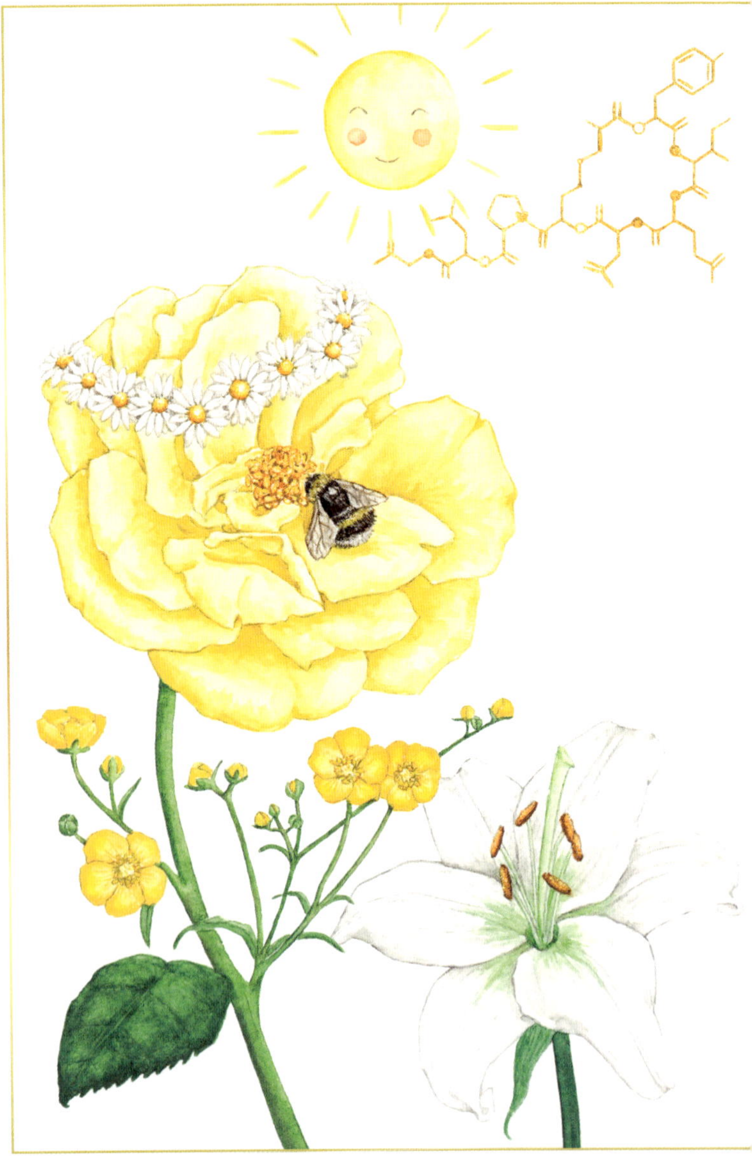

25. LA ROSE JAUNE TENDRE

POÈME

Bonjour et enchantée !
Je suis la Rose tournesol baignée de soleil,
celle qui passe des heures à regarder une feuille danser.
Je pétille de Vie et je m'émerveille
devant tant de grâce et de beauté.
Je n'ai pas le temps de m'ennuyer,
je réveille ton âme et la fais frétiller.

Rose des premières fois, des premiers émois,
je clame haut et fort « Émerveille-toi !
Dis merci, enchante-toi ! »
La vie est magie et enchantement !
Quelle chance on a de se lever
et de contempler ce qui est,
partout, tout le temps,
tendre, comme un matin de printemps.

MESSAGE DE LA ROSE

Je touche, ça pique et ça colle, je goûte, j'ai faim et je fais miam, tout va tellement vite que je n'ai pas le temps de parler ! Je dois me concentrer sur tout, absolument tout, pour ne pas en perdre une miette. Il y a tant à découvrir que je ne sais pas où donner de la tête !

Tu es un « humain », c'est ça ? Enchantée ! Mes sœurs Roses Médecine m'ont beaucoup parlé de toi. Elles m'ont dit qu'elles venaient t'aider pour des trucs d'adulte mais je n'ai pas trop compris, c'est bien trop sérieux pour moi tout ça. Pose-moi une question ! « Tu fais quoi dans la vie ? ». Euh… ben, je te l'ai dit, je fais plein de choses ! Je joue avec les fées et les lutins, je me baigne avec les naïades, elles chantent trop bien, les as-tu déjà entendues ? J'aime regarder pendant des heures et des heures les ailes des oiseaux et des dragons voler dans le ciel… Quoi ? Bien sûr que les dragons existent. Tu ne me crois pas ? Ben demande à voir un dragon et regarde ! Tu sais, tous les matins quand le soleil se lève, je me dis que j'ai hâte de me lever et de faire frétiller mes pétales, j'ai tellement hâte de partir à l'aventure ! Je voyage partout, de la terre au ciel jusqu'à Vénus. D'ailleurs, elle me manque un peu, Vénus, mais heureusement que mes sœurs sont là, je les aime tellement, elles sont tellement belles. Tu ne trouves pas ?

Tu ne parles pas beaucoup… Tu veux jouer avec moi ? Viens ! On imagine que t'es un gnome et moi une dryade. C'est moi la dryade parce que je suis plus jolie que toi. Le gnome, il a la connaissance ! Sinon, tu peux être un lutin, c'est trop rigolo !

Tu sais que le soir, j'entends boum boum dans ma tige et dans mes pétales, ça me berce. Toi aussi tu entends ça ? Regarde les étoiles avec moi, la lune est trop belle ! Oh ! Une étoile filante ! Tu l'as vue ? Fais un vœu ! Alors ? Chut, ne me dis pas, sinon il ne s'exaucera pas ! Garde-le comme je fais, près de là où ça fait boum boum. Si si, ça marche, car tous mes vœux se sont réalisés depuis ma première étoile filante.

J'aimerais tant pouvoir voler. Je tends toujours plus vers la verticale pour ne rien rater.

Mmmmhhhh, le soleil ! J'ai les pétales tout ramollis, ça fait drôle ! Répète après moi : « Mmmmhhhh, le soleil ». Allonge-toi dans l'herbe, c'est si agréable. Ferme les yeux et sens le soleil sur ta peau ! Toi aussi tes racines se font chatouiller par l'herbe joueuse ? Ouh la la, il y a plein de petites bêtes, regarde ! Hé ! C'est quoi cette tête ? Ce sont les bêtes qui te font peur ? Mais elles ne vont pas te manger voyons, t'as vu comme t'es immense ?

Regarde la couleur de mes pétales, comme elle est belle ! Il paraît qu'elle est tendre, je ne sais pas trop ce que ça veut dire mais j'aime bien ! Mes épines sont toutes neuves, je peux faire ça et ça avec mes feuilles, regarde ! Toi aussi tu peux les bouger ? Montre ! Ouahhhh ! Ce sont des « doigts », c'est ça ? Et ça, c'est quoi ? Oups, pardon, ton nez, je l'ai piqué, il y a tellement de choses sur ton visage ! Ça, c'est quoi ? Pourquoi tu en as deux et pas trois ? Et ça ? Quoi ? Il faut que tu partes, déjà ? Non ! Reste avec moi encore un peu, s'il te plaît. Tu peux me faire un câlin ? Ahhh, ça va mieux… Aïe, ne m'écrase pas trop quand même ! Hihi je te taquine. Toi et moi, je sens qu'on va être les meilleurs amis du monde !

POUR ALLER PLUS LOIN

Est-ce que tu veux jouer à un autre jeu ? Il y en a un que j'adore et que je fais tout le temps, c'est de dire « merci » dans ton langage, tu connais ? Est-ce que tu te rappelles les règles ?

OK alors, c'est très simple, dès le matin, dis « merci ». Dès que tu te réveilles, dis « merci » ! Merci à la lune d'avoir veillé sur toi la nuit, merci au soleil de se lever, merci à l'air que tu respires ! Pense à celles et à ceux que tu aimes. Moi, ce sont mes sœurs, les déesses et les dieux, les éléments. Je leur dis merci, chaque jour. C'est qui toi que tu veux remercier ?

Quand tu es triste, ça marche trop bien. Allez, essaie, dis merci, j'écoute. Je n'entends rien, parle plus fort ! Allez allez… Ah, ben voilà ! Encore merci ! Quoi d'autre ?! Tu souris, c'est trop bien comme jeu, non ? Et la Terre ? Tu te rends compte comme elle est trop belle et trop forte, la Terre ? Je vais la remercier, parfois j'oublie qu'elle est là, parce que je suis sur elle ! Est-ce que tu l'as remerciée ? Ça fait beaucoup de monde, dis donc ! Continue tes « mercis » toute la journée, tu vas voir, il y aura toujours quelque chose à remercier !

Bon, je dois y aller ! Merci d'avoir joué avec moi, je me suis bien amusée ! On se revoit demain ?

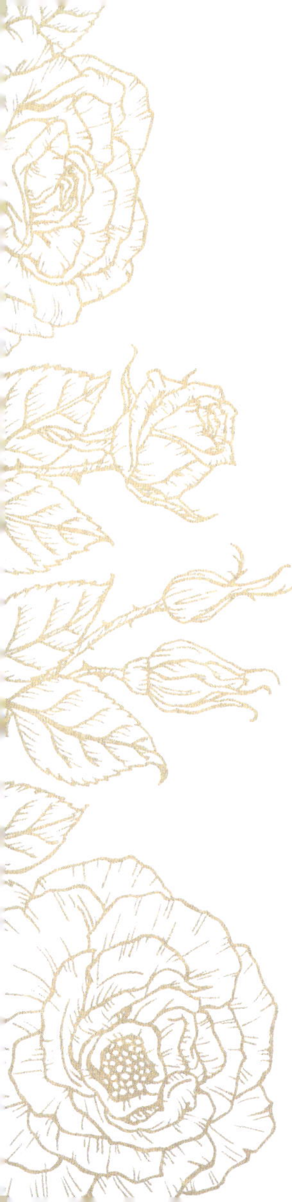

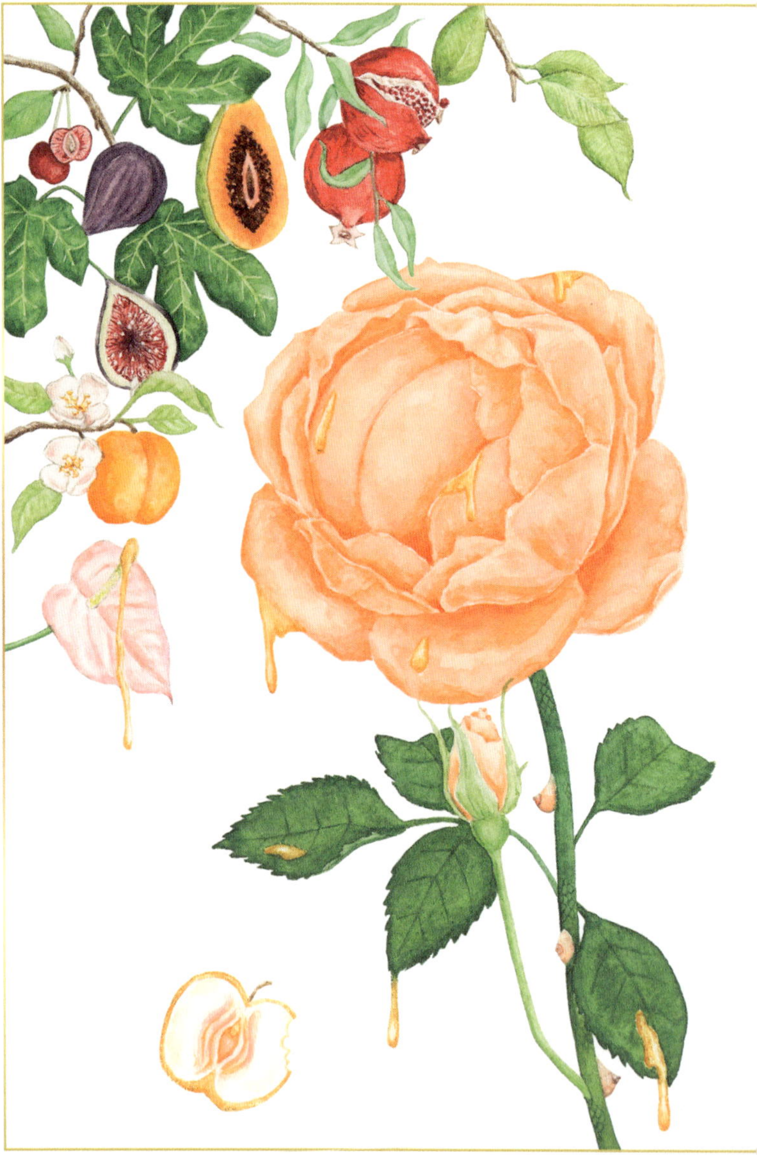

26. LA ROSE PÊCHE

POÈME

Pleine d'un bon sens oublié et trop peu célébré,
je me vis pleinement,
à la limite de l'entendement.
Moi, assumée, décomplexée
car non touchée par les coups de la culpabilité,
je suis la jupe soulevée par le vent coquin,
je suis la chair mordue par le soleil taquin,
je suis l'Éros qui éclabousse et en met partout,
savourant à souhait ce qui m'entoure,
je suis la coquine qui en vaut le détour !

Réjouissante à souhait,
je ne me fais pas prier,
j'étreins le plaisir de mes pétales gourmands,
je me laisse couler sur tes joues gaiement,
les bonnes manières aux oubliettes,
je lèche les assiettes,
j'en mets partout, goulûment,
je mange le dernier bout que personne n'ose manger,
et je finis les plats sans me juger.
Car à quoi bon se flageller ?
Le plaisir est, que ça plaise ou non,
le retour à la maison, liée à ta première succion.
Te rappelles-tu, jeune enfant ?

Tu tiens entre tes mains le présent,
croque-le à pleines dents,
et sens comme il est miraculeux d'être vivant.

MESSAGE DE LA ROSE

Je suis le plaisir d'être en vie qui prime et s'exprime par tes cinq sens exacerbés. Le goût est particulièrement à l'honneur car il fait exploser le plaisir en bouche et te rappelle la toute première fois que tu as goûté à la vie.

À l'encontre du politiquement correct, je rétablis ton innocence érotique et te fais mordre le Vivant à pleines dents. Ceci est bel et bien un art de vivre, une voie de connaissance de soi sévèrement jugée par la croyance judéo-chrétienne basée sur le mérite et le sacrifice. La terre nous offre ses innombrables cadeaux pour que nous les savourions sans hésiter, avec respect et mesure bien entendu. Car il ne s'agit pas de tomber dans un hédonisme extrême addictif et égoïste, mais de revoir le plaisir dans son ensemble et d'en rétablir sa noblesse et surtout, son utilité cachée. En effet, je suis là pour te rappeler à quel point il est vital de ressentir du plaisir, car sans le plaisir, l'espèce humaine ne survivrait pas. La raison pour laquelle elle est toujours en vie aujourd'hui est qu'elle a l'habileté de ressentir du plaisir, d'avoir un désir et de chercher à le satisfaire.

Le plaisir se cache derrière des élans spontanés liés à ton enfant intérieur, comme par exemple se lécher les doigts, écouter le même morceau de musique en boucle, se rouler dans l'herbe. Faire des « folies » qui n'en sont pas vraiment.

D'ailleurs, si ta bonne nature dérange, tu ne devrais pas la remettre en cause mais l'honorer !

Plongée dans un présent infini, je fais des « mmmhhh » et des « aahhhh » à tout va, je me prélasse et m'étale sans crier gare, je vis au gré de ce qui se présente à moi, dans l'expérience pure de la jouissance de vivre. Je te montre qu'il est facile car inné d'avoir une expérience directe avec les mille et une manifestations du Vivant, comme un fruit qui éclate en bouche, le parfum d'une fleur qui embaume, un toucher qui fait du bien. Sens comme ces expériences, aussi simples soient-elles, te nourrissent profondément. Des histoires se racontent, des souvenirs se créent, des liens se tissent au cœur du cœur du Vivant où Éros t'attend.

Ce que le plaisir offre, c'est la capacité de se ressentir à l'intérieur et ainsi, de se sentir nourri·e. Ta présence au plaisir ne fera qu'en décupler les sensations. Un moyen concret est d'observer les signaux envoyés à ton cerveau qui te disent : « Ça, ça me fait plaisir. » Cela encourage ton envie de recevoir et de créer le plaisir physiologiquement, car tu en es responsable. Eh oui ! Personne ne peut l'expérimenter à ta place ! C'est pour cela que je prêche une relation personnelle et intime à ton plaisir avant tout. Ma question favorite est la suivante : « Comment est-ce que tu te sens nourri·e par le Vivant au quotidien ? »

Si nous allons un peu plus loin, je te montre aussi l'aspect sexuel de la gourmandise. En effet, la forme phallique de certains fruits et légumes laisse sous-entendre le plaisir de la chair dans son innocence érotique. Par exemple, est-ce que tu savais que l'intérieur du vagin ressemble un peu à celui d'une figue ? En ce sens, je peux être profondément guérisseuse pour des personnes ayant reçu une éducation stricte avec un rapport compliqué au plaisir. Autorise tes sens à te montrer le chemin de la réjouissance !

POUR ALLER PLUS LOIN

Je t'invite à une pratique simple qui ne te laissera certainement pas indifférent·e. Prends le fruit le plus juteux qui soit (cette pratique est idéale à faire en été), par exemple une mangue, un bout de pastèque ou une pêche. Essaie de te rendre un maximum présent·e à l'expérience, c'est-à-dire de rester dans le silence et l'écoute. Cette expérience est mieux à faire seul·e pour la première fois, mais tu peux bien évidemment inviter un·e ami·e à le faire avec toi ! Cette pratique est aussi intéressante si une personne te regarde le faire sans pour autant participer.

Regarde le fruit avec attention. Observe sa forme, sa couleur. Quelle est son odeur ?

Peut-être que tu salives déjà à l'idée de le croquer. Prends le temps, autorise-toi à le renifler. Ferme les yeux et rends-toi compte du miracle que tu tiens entre tes mains. Ceci est un trésor de la terre qui se réjouit d'être savouré.

Quand tu le sens, croque-le à pleines dents. Observe comme tes papilles gustatives s'excitent et que l'information du plaisir monte à ton cerveau. Lèche-toi les babines, savoure le nectar que le fruit t'offre. Qu'est-ce que ça te fait d'en mettre partout sur la bouche et les doigts ? Si quelqu'un le fait avec toi, comment te sens-tu ? Peut-être qu'il y a de la complicité, de l'espièglerie. A contrario, si quelqu'un est en face de toi et t'observe sans participer, qu'est-ce que tu ressens ? Si c'est de la honte, demande-toi pourquoi. Peut-être que tu te trouves sale, mal élevé·e ? Et alors ? Est-ce que tu fais vraiment quelque chose de mal ? Si cela dérange l'autre, qu'il regarde ailleurs et qu'il se demande pourquoi ça le dérange finalement, non ?

Savoure le fruit jusqu'à la dernière bouchée. Suce le noyau si le fruit en a un, avant de le déposer délicatement. Prends un moment pour intégrer l'expérience. Je suis fière de toi et te remercie d'avoir joué le jeu. Je te propose de faire la même chose avec des pâtes à la bolognaise, mais je ne te garantis pas que ce sera aussi sexy !

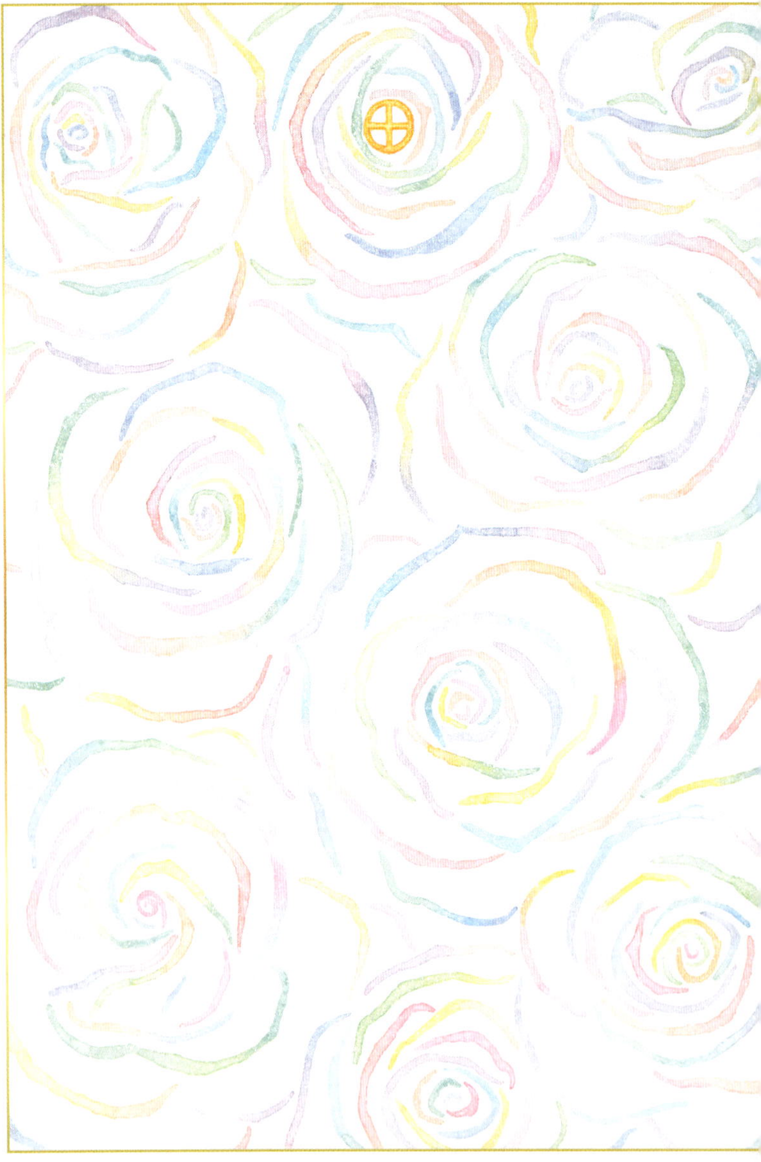

27. LA ROSE ÉTHER

POÈME

Je suis la quintessence, le cinquième élément,
la force qui sous-tend l'essence du Vivant.
Pure et subtile, les quatre autres éléments sont mes enfants,
je suis la clé magique, le Graal que l'on recherche tant,
étoile à cinq branches, je suis l'union, le liant,
pierre philosophale immortelle,
je tends vers une élévation spirituelle.
Substance du ciel, sans qui rien ne serait,
je dépasse et je rassemble ce que je crée,
invisible, je soutiens ce qui est à l'envers du décor,
je viens du soleil et des étoiles, cosmos d'or.
Je suis le point de rencontre au centre de la croix,
fidèle à moi-même, je ne change pas.
Je suis ce qui soutient depuis la nuit des temps,
qui, caché, se révèle à l'éveillé.
Je tiens les fils des innombrables toiles de l'Univers,
je constitue, j'anime, je modèle la matière,
je réunis toutes les polarités, tous les ensembles et leurs contraires,
tout est véritablement un car tout part de moi et me revient,
grâce à moi, tu comprendras le sens de tout cela.

MESSAGE DE LA ROSE

Je suis, par essence. Bien qu'invisible, je suis présente en toute chose et en tout temps, dans tous les recoins, au-dedans et au dehors du Vivant. Élément cosmique, père et mère de la Vie sans âge, j'englobe et je constitue, je soutiens et je lie, du microcosme au macrocosme, des étoiles à tes orteils, je suis à la fois l'Univers et ses créations infinies. Je suis le ciment de l'Univers, le liant éternel, le point d'attention et la synthèse de tout. Rien ne se crée et tout se transforme à mes côtés. Ainsi, où que tu t'appuies, tu t'appuies sur mon génie. Je suis la Vie, la puissance qui embrasse toute chose, substance dans laquelle baigne le mystère de la matière. Je suis heureuse que tu me lises car il est temps que tu me perçoives. Je reste cachée pour que l'initiation s'enclenche et te transforme le long du chemin, et qu'enfin ta conscience et moi ne fassions plus qu'un. Qu'il est bon de te révéler tout ceci, enfin ! Grande alliée de ton initiation, je suis l'agente du Grand Œuvre Alchimique que tu rencontres et que tu pratiques au quotidien. Je spiritualise la matière baptisée par le feu divin et l'eau bénite. Grâce à cette dernière, tu as séparé, transformé, rassemblé, condensé des milliers de fois des tas de parties de toi, pour en extraire le nectar de connaissance de ton âme et pénétrer des niveaux de conscience subtils. Je te permets de faire vibrer le cosmos en toi, par la conscience de qui tu es et de l'Univers qui te constitue.

Je suis l'énergie vitale, une seule et même énergie qui anime le tout-Vivant. Autrement appelée *chi, prana**, *qi*, je porte l'information d'une personne, d'un lieu, d'une pierre. Des milliards d'informations me colorent depuis la nuit des temps, sans que cela ait un impact irrémédiable sur moi. Incorruptible, c'est ce qui me rend malléable et capable de revenir à la cohérence initiale de l'existant. Des tas de raisons peuvent affaiblir ma circulation en toi : un accident, un épisode dépressif traumatique, l'isolement, le fait de ne pas passer assez de temps en nature ou de manger des aliments non vivants… Il se peut que tu te sois déjà senti·e « vidé·e », comme si ton énergie fuyait. Il se peut que tu aies eu affaire à des vampires énergétiques et que tu souffres de la présence accrue des appareils avec écran dans ta vie. Tu m'as sans doute sentie particulièrement condensée dans certains lieux dits sacrés, comme si un vortex énergétique y circulait en permanence.

Je suis là pour te faire prendre conscience de ma présence au quotidien et du changement de certaines habitudes, si nécessaire. Par exemple, préfère des aliments frais à du congelé. Plutôt que de scroller sur les réseaux sociaux, va te promener en nature ne serait-ce que cinq minutes, et si possible sans téléphone. Le matin, au lieu de regarder les écrans, lie-toi à une plante ou à un arbre, même à distance. Visualise que tu salues ce dernier, sincèrement, et observe tes sensations. À ton avis, qui est-ce qui a le plus à offrir ? Un arbre ou un ordinateur ? Vois-tu, c'est comme cela que tu te nourris et que tu tisses des liens avec autrui. La Rose Terracotta t'en parlera mieux que moi ! C'est une affaire d'échange, de cohérence et d'équilibre.

Il est fort probable que tu aies été conditionné·e à ne croire qu'en tes cinq sens, pensant qu'il n'y a rien au-delà de leur perception. Ton mental te parle du concret, tandis que ton cœur te parle du subtil. Les deux peuvent cocréer. Il ne s'agit pas d'une compétition, mais d'une révélation à soi. Lorsque tu t'éveilleras à moi, alors ton regard sur la vie changera.

POUR ALLER PLUS LOIN

Je te permets de capter le subtil quand tu es prêt·e à l'accueillir, même si ton mental peut être sceptique. Ce que nous allons faire, c'est l'inviter à vivre une expérience simple et accessible. Il sera probablement étonné du résultat !

Assis·e ou allongé·e, les yeux fermés, prends un temps pour t'ancrer par une respiration lente et profonde. Observe la détente progressive de ton corps, sans forcer. Assure-toi que ton visage est détendu et que tes épaules sont relâchées. Invite la Présence* à s'installer en toi, au centre de ton chakra cœur. À la prochaine inspiration, mets tes mains à quelques centimètres l'une en face de l'autre. Observe si tu sens quelque chose, peut-être une légère densité, de la chaleur, des petits picotements dans les paumes, ou rien du tout. Ne cherche pas à mentaliser l'expérience, privilégie la curiosité. Amuse-toi à rapprocher puis à éloigner tes mains, peut-être que les sensations vont changer.

À présent, frotte tes mains vivement et refais le même exercice. Il se peut que tu sentes davantage le magnétisme, comme s'il y avait un aimant entre tes paumes. Tu es en train de me percevoir, de percevoir le champ magnétique ! Élargis l'espace entre tes mains au niveau de ton nombril, la distance entre tes mains étant la même que celle qui sépare tes hanches. À l'inspiration, écarte tes mains à plus d'un mètre puis à l'expiration, ramène tes mains comme si tu tenais un ballon. Réitère l'exercice qui va créer un mouvement de balancier. Inspire en quatre temps par le nez, expire en quatre temps par la bouche. Visualise une vague bouger entre tes mains rythmées par ton souffle. Garde bien les yeux fermés pour maximiser les sensations.

C'est comme si tu emmagasinais du *prana* à l'inspiration et que tu le distribuais dans ton corps éthérique à l'expiration. Détends ton ventre et imagine que ton chakra sacré s'active. Refais quelques mouvements de va-et-vient avant de revenir à une immobilité.

Les mains le long de ton corps, tes yeux toujours fermés, demande-toi si tu sens une différence. Il se peut que tu te sentes mieux, avec plus d'harmonie et d'alignement cœur-corps-esprit. Grâce à cette pratique, tu peux me conscientiser en quelques minutes et te sentir soutenu·e au quotidien.

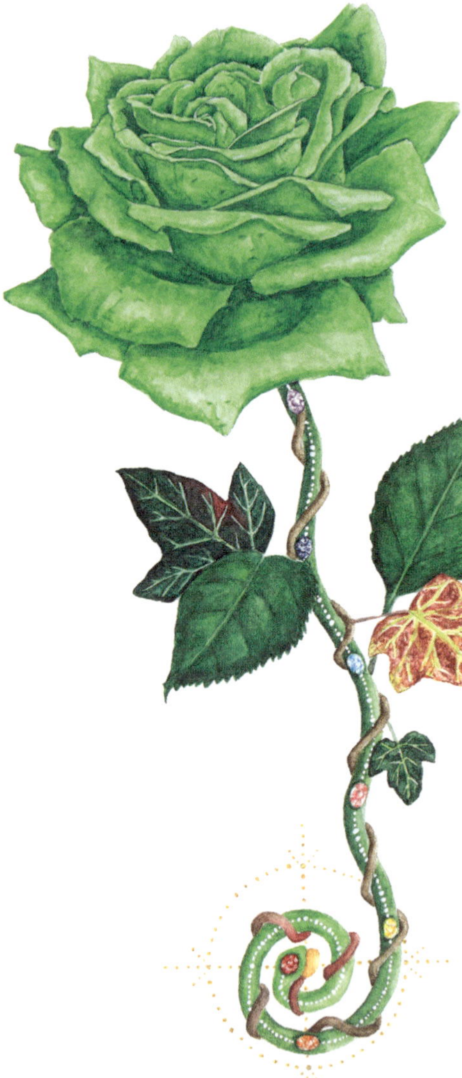

28. LA ROSE VERTE

POÈME

Avant de marcher, je rampe et j'ondule,
Telle une onde électromagnétique,
j'électrise ton corps par la pulsion orgasmique.

Je te réveille serpent·e,
réalisant avec tes cinq sens et ton bon sens,
que tu es un corps-plante, un corps Éden.
Ne pense plus le corps, ressens-le dans tes veines !
Tu ne fais pas partie de la nature, tu es la nature,
celle-ci pousse sans effort, ton corps aussi,
elle se reproduit, tes cellules aussi,
elle est résiliente, ton être aussi,
elle plante des graines, ton sexe aussi.

Je suis la Voix/Voie de cette nature Shakti,*
reniée, jugée, parfois même abusée,
mais qui jamais ne disparaît,
car je représente la force vitale incarnée
dans la matière de l'existant,
donnant forme et mouvement au Vivant,
rappelle-toi !
Rien ne nous sépare toi et moi.

Je suis tes lèvres-fruits, la coulée de ta sève, tes fesses vallées,
je te façonne et je t'aime, inutile de vouloir me dompter,
nous sommes inséparables dans une fusion sensuelle,
sur la toile du moment présent, éternels.

MESSAGE DE LA ROSE

Je donne voix à la Shakti, qui en sanskrit signifie « puissance », « énergie », « pouvoir », « source de… ». C'est l'énergie créatrice féminine manifestée dans le monde, une force conscientisée et symbolisée par la Mère Divine, la Grande Déesse*, qui s'incarne dans la joie de vivre, la liberté d'être et la sagesse primordiale sauvage. Son but premier est de déployer le territoire du Vivant dans son expression la plus radicale et la plus fluide.

La Shakti a pu être reniée et jugée, mais elle n'a jamais disparu, car c'est grâce à elle que tu vis. Chaque être vivant incarne son essence dans toute sa subtilité, sans même en avoir conscience. C'est elle qui te façonne, pas le contraire. Elle donne et maintient la vie en toi, c'est pour cela qu'il est primordial de respecter ses besoins. Je t'invite à maîtriser et à cocréer avec elle, en maintenant un lien permanent avec ton corps, tes cinq sens et tes émotions les plus brutes.

Ce qui régit la Shakti est non négociable. Ainsi, sa Voie/Voix est : « J'y vais » ou « Je n'y vais pas ». Il n'existe pas de « Je ne sais pas » dans son langage, car ton corps sait toujours ce qui est bon ou mauvais pour lui. Elle répond présente lorsque tu vas dans le sens du Vivant, là où ça circule, là où ça pulse, là où c'est juste.

Ainsi, l'être-serpent en toi se réveille, notamment par une exploration de ta Kundalini, lovée dans ton sacrum-coccyx. Cet endroit au nord de ton bassin est lié à tes racines et à tes ancêtres ; il représente ton ancienne queue. Lorsque la Kundalini s'active, l'énergie vitale monte le long de ta colonne vertébrale, symbolisant la traversée de l'inconscient au conscient, jusqu'à atteindre l'état de conscience unitaire et de réalisation de Soi totale avec le Tout, idéalement de manière permanente, le plus souvent de manière ponctuelle.

À ce sujet, je te mets en garde : l'époque *New Age* est obsédée par l'idée de « faire monter son énergie » à tout prix, au point d'en oublier la descente et l'intégration du *prana*[1], soit l'énergie vitale, dans ton corps. Ce dernier demande une certaine préparation (physique, mentale, psychique) et une réelle discipline. Tu es le caducée grâce auquel la Kundalini se déploie, monte et descend. Et quand elle se déploie, elle ne fait pas semblant ! À l'image de la Force dans le Tarot de Marseille, la Kundalini requiert une maîtrise de soi pour se laisser danser par le serpent de la sagesse sans qu'il te fasse perdre pied. Il est coutume dans la société occidentale de vouloir « activer » et multiplier les expériences sans donner suffisamment de place ni de temps à l'intégration, qui permet une maturation de l'être.

Lorsque je réhabilite la mémoire de ton corps-serpent, je réhabilite ton lien direct à la planète Terre avec la vision du corps humain comme une plante, avec une multitude de Roses Médecine posées sur des endroits spécifiques. Chaque Rose est un vortex énergétique, un fragment de ton évangile personnel.

---

1. Voir page 208.

Pour finir, j'insiste sur l'écoresponsabilité : réveiller ton corps-serpent en douceur te permet de comprendre dans ta chair à quel point tu es la nature, et que tu as le pouvoir de la protéger par ton amour et par tes choix au quotidien.

POUR ALLER PLUS LOIN

Je te propose de réveiller ton corps-serpent en douceur, par une pratique simple. Assure-toi d'être seul·e pendant au moins dix minutes. Allongé·e ou assis·e, demande-toi comment tu te sens physiquement, émotionnellement, mentalement. Observe ta respiration sans rien changer. Laisse-toi atterrir petit à petit, ferme les yeux et ouvre légèrement la bouche pour te détendre davantage.

À présent, inspire par le nez et expire par la bouche. Expire tout l'air de tes poumons, ce qui amène naturellement à l'inspiration. Sens ton ventre s'arrondir, ta poitrine se déployer comme une vague qui redescend tranquillement. Fais cette respiration au moins dix fois avant d'ajouter le mouvement suivant : à l'inspiration, cambre légèrement le bas du dos, amenant à une rétroversion du bassin, puis à l'expiration, fais le mouvement inverse, soit une antéversion du bassin (rotation en avant). Si tu es allongé·e, plie tes jambes, la distance entre tes pieds doit être la même que celle de tes hanches. Invite tes pieds à soutenir le mouvement : à l'expiration, enfonce tes pieds dans le sol. Connecté·e à la terre, sens l'énergie vitale qui part depuis la voûte plantaire jusqu'au bassin. Tes fesses restent au sol et suivent le mouvement de va-et-vient. Il se peut que ce soit légèrement mécanique au début, mais fais-toi confiance, fais confiance à ton corps qui connaît bien ce mouvement vital ! En effet, c'est un des premiers mouvements que tu as faits étant bébé.

Continue la synchronisation du souffle et du mouvement à ton rythme et observe tes sensations. Peut-être que la température de ton corps monte légèrement, peut-être que le mental s'active, peut-être que la honte et la joie coexistent. Accueille tout cela avec tout ton amour. Il se peut que le déploiement du mouvement devienne de plus en plus naturel, créant une vague faisant danser ton corps. Ta Shakti-serpent s'active ! Reçois tout ce qui vient avec curiosité, que ce soit de légers tremblements ou une émotion. N'hésite pas à arrêter le mouvement en douceur si tu sens que c'est assez.

À la fin de la pratique, donne-toi quelques minutes pour intégrer l'activation, le corps complètement relâché. Reviens à une respiration naturelle et commence à bouger doucement tes orteils et tes doigts. Si tu es allongé·e, ramène tes genoux sur la poitrine pour te donner un délicieux massage des lombaires de droite à gauche. Puis, bascule d'un côté pour demeurer en position fœtale avant de relever le buste lentement, la tête en dernier. Si tu es assis·e, bouge tes doigts et tes orteils, étire-toi. Observe comment tu te sens après la pratique, écris sur ton journal intime au besoin.

Réitère autant de fois que souhaité. L'idéal serait de le faire tous les jours, quelques minutes. Essaie le matin, le soir, ressens les différences de sensations. Amuse-toi à explorer ce mouvement debout, avec de la musique susceptible de réveiller ta Shakti. Et puis… laisse-toi danser comme il te plaît !

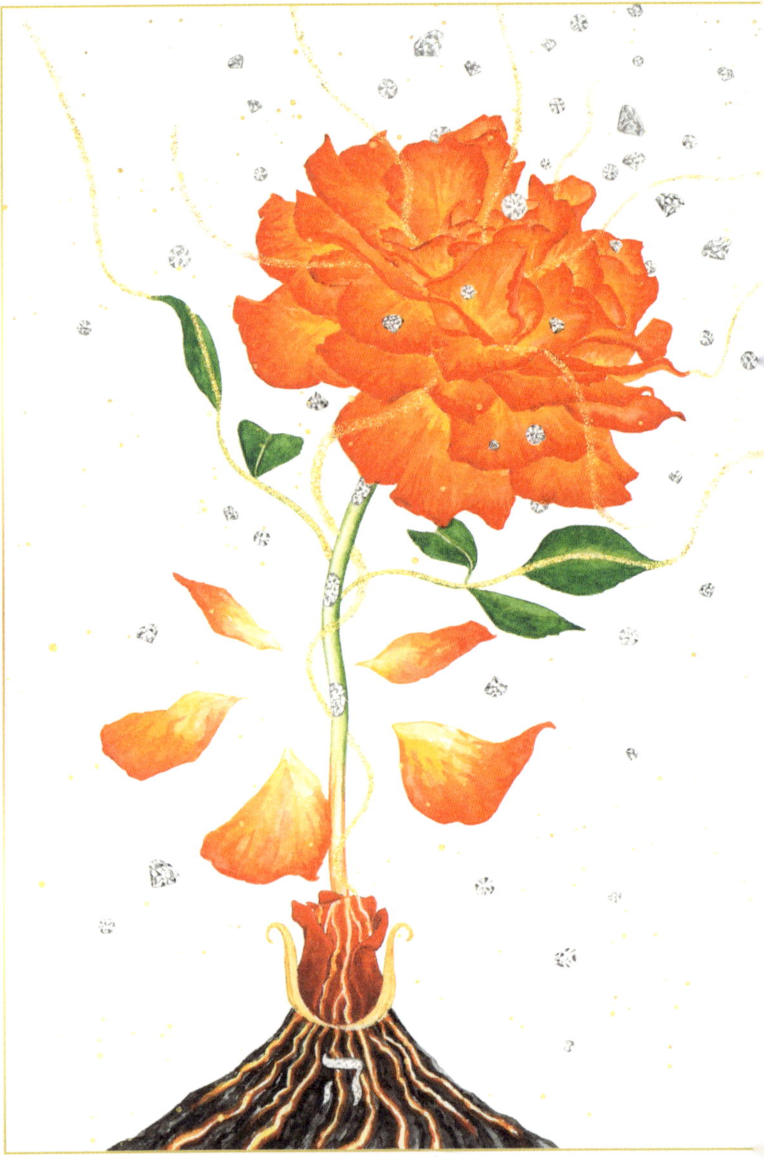

29. LA ROSE LAVE

POÈME

*Toi qui as soif tout en craignant d'être ivre de ma Présence**
lavée de tout artifice, je suis l'évidence
poussière d'étoiles façonnée par les éléments,
trésor du firmament
je suis ce qui te dépasse et se meut en toi
sans âge, depuis la nuit des temps,
je flamboie
je demeure en tes profondeurs
et jamais ne meurs,
je ne veux que remonter
depuis tes entrailles, t'envelopper, m'étaler
sortir de tes bouches-volcan
ton nectar rugissant
des forces insoupçonnées
des émotions refoulées
des paradis assassinés
des rages oubliées
du plomb en or au cœur-diamant
ta lave alchimique ruisselle
des diamants de sagesse originelle.

MESSAGE DE LA ROSE

Je fais fondre ta chair de miel comme neige au soleil – le soleil qui ne peut que se délecter de cette union d'amour. Je te rends grâce par ma force extatique et libératrice. Le ventre brûle, les repères se perdent, la tête s'embrouille. Ça sent le faux bond de la nature enfouie qui se réjouit de pointer le bout de son nez car un miroir l'autorise à témoigner d'elle-même (ce miroir peut être une personne, un événement récurrent, etc.).

La lave imprévisible qui rumine en toi peut jaillir d'un coup, ce qui n'est pas plaisant lorsque tu es dans le contrôle, mais terriblement irrésistible lorsque tu t'abandonnes à sa montée. Ainsi, tu te laisses traverser par l'éternel présent, sans te faire la morale, sans te soucier de quoi que ce soit, si ce n'est de te vivre encore, un peu plus, confiant·e que cela est une expérience de retrouvailles de soi à soi, doux comme la soie. Bienvenue, fille et fils d'Aphrodite, nous nous retrouvons !

As-tu déjà vu l'éruption d'un volcan ? As-tu senti la puissance de l'instant où le magma sort des entrailles de la Terre ? C'est le Vivant qui implose et qui jouit dans toute sa splendeur. Peut-être que tu as peur de ce que tu contiens en toi ardemment, espérant qu'il s'amenuise. Tu auras beau l'étouffer, c'est comme mettre un couvercle sur une marmite qui va déborder. Au lieu de nier l'évidence, ôte le couvercle et observe ce qui coule. Cocrée avec moi plutôt que de jouer à l'indifférent·e. Je ne suis pas là pour t'ennuyer, mais pour révéler ta vérité plus grande que nature, plus grande que l'image que tu as de toi-même. Peut-être que ce trop-plein a besoin de sortir de toi pour relancer un mouvement, donner un sens à ta vie, exprimer ta véritable nature cachée aux yeux du visible qui se fait aveugler par le futile.

Pourquoi as-tu peur de goûter au Vivant frémissant en toi ? Qu'est-ce que tu crains après tout ? Peut-être que tu as peur d'être changé·e, méconnaissable, de faire mal et de mourir intérieurement ? Pourquoi est-ce que tu t'attaches autant à des pseudo-validations ? Celles-ci ne définissent en aucun cas l'être divin que tu es. Je te sens rugissant·e, chaud·e comme le feu, prêt·e à éclater tel un feu d'artifice illuminant le ciel de tes étoiles-diamants. Oui, dans ces moments de bascule, tu disparais totalement, tu disparais dans l'extase du Vivant. Millimètre par millimètre, tu fonds avec l'expérience, chaque souffle devient orgasmique, tu en perds les repères d'espace-temps, tout devient évident. L'extase tantrique te parcourt de la tête aux pieds, elle te fait frémir, te demande de s'abandonner à elle, tout doucement, naturellement, sans forcer.

J'ai deux questions pour toi : d'une part, est-ce que l'espace est créé pour accueillir une telle intensité pour qu'elle s'étale dans ta vie ? D'autre part, qu'est-ce que je viens refléter en toi ? Il n'y a rien de mal à se laisser surprendre par des parties insoupçonnées de toi qui ne demandent qu'à être mises en lumière, pour qu'ainsi le puzzle de ton être multidimensionnel soit honoré. En résonance avec la Rose Orange, je te parle de ton intimité profonde. Quand elle déborde, elle touche ton environnement, indéniablement. Si tu es en couple, tu peux choisir de partager cette partie de toi avec ton partenaire. S'il t'aime pour qui tu es, aie confiance en lui pour t'accueillir ainsi, volcanique. Apprends à te connaître ainsi, dans toutes tes couleurs. Laisse ce feu-lave danser librement en toi. Là est l'amour inconditionnel, l'amour véritable.

POUR ALLER PLUS LOIN

Je te propose de rester debout, les pieds légèrement écartés, les genoux souples. Assure-toi d'être tranquille pendant trente minutes. Pose tes deux mains sur ton ventre, respire dedans. Imagine que je suis dans ton bas-ventre. Je t'invite à te connecter à un moment dans ta vie où tu as eu la sensation d'être plein·e de cette lave. Connecte-toi à tes sensations. Si rien ne vient, pas de problème. Tu vas faire un exercice semblable à celui de la Rose Verte, mais debout. Inspire en cambrant légèrement le dos, et expire en faisant le mouvement inverse. Petit à petit, sens l'énergie vitale se densifier. Imagine un feu liquide qui monte peu à peu en toi, depuis tes pieds. Si tu résistes à ce qui se meut dans ton corps, demande-toi pourquoi. Peut-être qu'une personne vient en vision ou un souvenir. Peut-être que de la tristesse te traverse. Demande-toi ce que tu risques à continuer l'expérience. Et si ça se passait bien, même si tu n'as aucune idée de ce qui va se passer ? Pourquoi refuser cette sensation nouvelle dans ton ventre au lieu de la prendre comme un indice ? Quel serait le pire scénario si tu te laissais traverser par ta propre force ? Laisse la première réponse venir à toi, sans mentaliser. Cela va te connecter à certaines peurs irrationnelles, par exemple : « Est-ce qu'on m'aimera toujours si je m'explore à contre-courant, si je vais dans tous les sens, si je danse à outrance, impermanence, emporté·e par mes élans ? Est-ce qu'on m'aimera toujours si je déçois ? Si je ne suis pas celui/celle qu'on croit ? Sans essayer de me moraliser, est-ce qu'on m'autorisera à faillir, à me laisser emporter, à me perdre pour mieux me retrouver ? Est-ce qu'on m'autorisera à douter, à aimer plus et autrement, à me redécouvrir outre mesure ? Est-ce qu'on m'autorisera à déborder, à exister sans limites ni censure ? » Ne doute pas de ce que tu ressens quand tu lis ces mots. Accueille ce qui vient.

Si tu sens que c'est déjà beaucoup, tu peux arrêter la pratique. En revanche, si tu sens qu'il y a encore matière à explorer, laisse cette énergie monter à mesure que tu bouges ton bassin. Visualise qu'une couche après l'autre fond, avec l'impression que tu fais peau neuve. Imagine que cette lave-nectar te rend justice, te rend ta pureté, ta suavité, ta beauté sauvage. Elle est l'essence d'un chaos fertile nécessaire à ton évolution, elle est l'essence du phœnix en toi qui accepte de se renouveler sans cesse.

Laisse-toi imploser, dans un acte d'amour. Laisse-toi renaître à toi grâce à cet élan qui te donne à voir tes diamants. Sans ces poussées du Vivant, tes diamants purs de tout jugement ne pourraient pas remonter à la surface de ta conscience. Quels sont-ils ? Accueille les sensations, les visions, les mots. Lorsque tu te vis dans ces états-là, le doute n'existe pas, ton être-serpent vibre très fort. Tout disparaît et tout redevient un. Peut-être que tu réalises ta peur d'être vivant·e à ce point et d'en mourir. Je te garantis que ton être véritable ne mourra pas de cette expérience, en revanche, une partie de ta personnalité si, car tu n'en auras plus besoin. Laisse-moi te voir dans toute ta gloire. Enivré·e tu es, de toi-même. Crois-moi, tu comprendras enfin ce que c'est que de se vivre et tu réaliseras qu'en fait, tu ne risquais rien à t'abandonner, qu'à l'instant où le Vivant te pousse dans tes retranchements, lui dire « oui » avec confiance ne rendra l'expérience que meilleure. Tu ne pourras plus t'excuser d'être trop ou pas assez, ta colère prendra tout son sens aussi car elle pourra se transformer en indignation défendant une cause chère à ton âme. Tu feras davantage confiance à ce type d'expérience, ton corps s'en souviendra et il en voudra encore et encore car c'est un acte profondément tantrique, régénérant et qui fait sens dans la chair. Prends le temps d'intégrer la pratique avec des respirations lentes et profondes. Je te remercie d'oser un peu plus chaque jour.

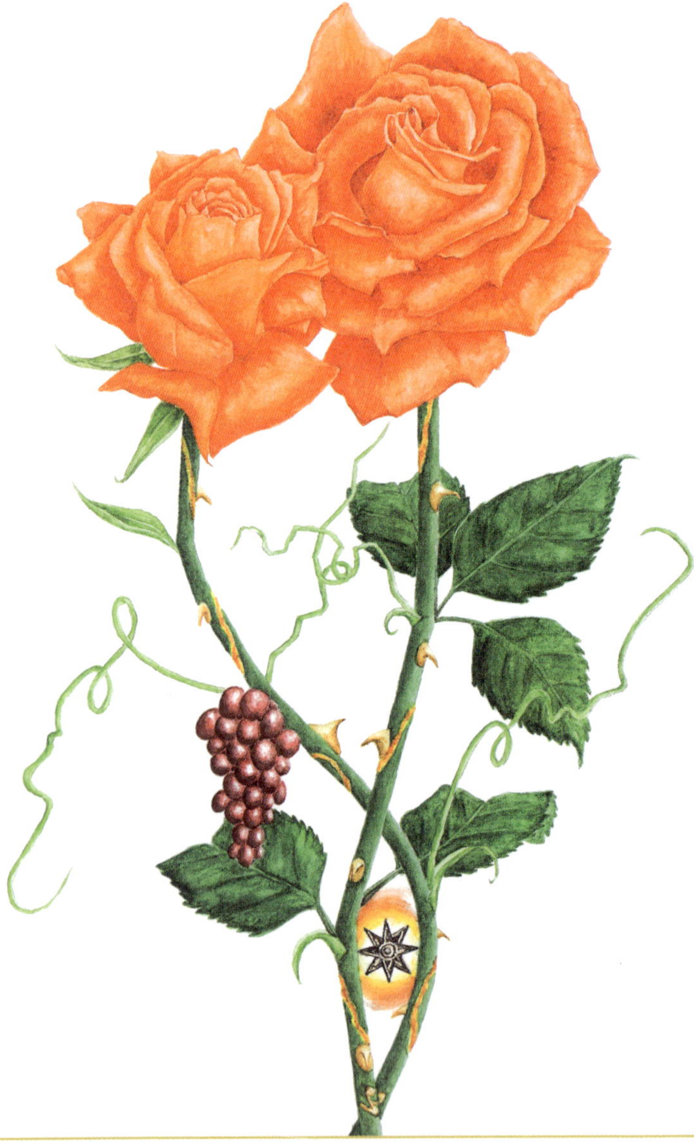

30. LA ROSE ORANGE

POÈME

Je suis l'Éros de tous les excès en quête de singularité,
passionnelle, pulsionnelle, passionnée,
je suis la voix des deux bouches qui se laissent couler,
la Rose du désir pointant du sexe où aller.

Ainsi, je t'emmène dans la danse
de la décadence en transe
pour révéler l'or en je
portée vers les cieux.

Graphique à souhait,
je n'ai honte de rien, plus rien à cacher
je n'hésite pas à te piquer avec mes épines aiguisées
quand tu t'endors sur tes lauriers.
Je te fais sentir une autre vérité,
celles des entrailles, inavouée.

MESSAGE DE LA ROSE

Je mets en lumière la sexualité dans ses multiples expressions. Certes, je suis la Rose des amants et de leur extase amoureuse, mais je suis aussi celle de tous les travers sexuels. Je te choque pour faire appel à ton bon sens. Ton consentement est ta véritable boussole pour trouver ta voie singulière dans la sexualité.

Je te montre les tabous, les non-dits, les injonctions de performance qui demeurent dans l'inconscient collectif. Vous venez toutes et tous de la sexualité et pourtant, cette dernière a été condamnée et pervertie par la morale de l'homme. Décomplexée, je te questionne sur ce que tu trouves « sale » ou « choquant ». Quelle est la place de la honte, de la culpabilité et du dégoût dans ta sexualité ? Quelles sont tes limites ? Quel est ton rapport au désir ?

Je fais craquer le corset moral car le corps sait tout ce qui l'étouffe : ainsi, je déshabille avec mon pétale toutes les couches de conditionnement, de protection et de mainmise sur ton être sexué. Par ailleurs, la mort guette toujours la sexualité, car cette dernière entraîne une transformation intérieure, faisant évoluer la personne dans sa manière d'être et d'expérimenter le monde. Elle rythme les passages de l'enfance à l'adolescence et à l'âge adulte. Ainsi, je me présente lorsqu'il y a transition, guérison, changement profond (comme un accouchement, par exemple) qui impose une refonte de ta sexualité en quête d'authenticité. L'orgasme n'est pas appelé « petite mort » pour rien, avec les quelques secondes de bascule où tout s'arrête avant que le corps n'explose de plaisir. Cela peut être un sacré défi pour celles et pour ceux enclins au contrôle, qui n'osent pas s'abandonner complètement aux sensations. Et pourtant, des trésors inestimables s'offrent à ceux ouverts à la sexualité comme guide vers une profonde connaissance de Soi.

J'active tes deux bouches, si tu es un être féminin. Il se peut que la conversation entre la bouche d'en haut et la bouche d'en bas (le vagin) ne soit pas fluide, ni même conscientisée, donnant lieu à toutes sortes de somatisations. Sache que ce qui est tu en haut s'exprime en bas et vice versa. C'est pour cela que nous allons partir à la rencontre de ton sexe et exprimer ses besoins avec ta bouche d'en haut. Il n'y a rien à faire si ce n'est se laisser guider, avec l'intention de rencontrer ton sexe comme si c'était la première fois, de se mettre à son écoute, d'être à son service, de lui laisser tout l'espace dont il a besoin pour exister sans attente, sans agenda, sans recherche de résultats, sans essayer d'en extraire quelque chose, sans vouloir prendre, ni avoir une expérience, ni même du plaisir. Car avant même d'imaginer vivre quoi que ce soit dans ta sexualité, il est essentiel d'être en lien intime avec ton sexe.

POUR ALLER PLUS LOIN

Avant de commencer, il est important de rappeler que toute pratique proposée dans cet oracle est facultative. Il n'y a aucune obligation à faire quoi que ce soit si tu ne le sens pas. Dans cette pratique, je te donne la permission d'être là, ce qui est déjà beaucoup.

Assure-toi d'être au calme et tranquille pendant une heure (pour pratiquer et intégrer), sans distractions. Allongé·e sur le dos, ferme les yeux. Respire profondément pour détendre ton corps. Laisse-toi plonger un peu plus en suivant le souffle à l'intérieur de toi. Demande-toi de quoi tu as besoin pour te sentir encore plus à l'aise.

Une fois les ajustements faits, focalise-toi sur ton cœur. Pose une main dessus et sens ses pulsations avec une respiration lente et profonde. Sens la chaleur qui émane de ta main. Offre à ton cœur tout ton amour et ta reconnaissance, à ta manière. Peut-être que de l'émotion monte, peut-être qu'un relâchement corporel a lieu. Visualise ton cœur plein d'un calice rempli de miel chaud. Plus tu inspires dedans, plus ce calice se remplit jusqu'à déborder et couler le long de ton plexus solaire, puis de ton ventre. Salue ce dernier en posant l'autre main sur lui. Puis, quand tu le sens, laisse ta main glisser sur ton sexe. Imagine que c'est la première fois que tu entres en contact avec cette partie de ton corps. Quelles sont tes sensations ? Est-ce que tu as envie de lui dire quelque chose ?

Puis, demande à ton sexe s'il a besoin de partager avec toi une difficulté, un jugement, une peur. Comment est-ce que ça se manifeste au quotidien ? Laisse-le te dire, sans forcer, et dis-le à haute voix. Sois son messager, sa messagère, sans chercher une solution. Fais-toi confiance. Peut-être que des émotions se présentent ; laisse-les couler, car c'est ton corps qui parle. Peut-être que ce qu'il partage n'est pas clair, peut-être que tu ne ressens rien non plus. L'important, c'est d'établir un contact et de te rappeler que tout est information. Sens ta bouche, ton cœur et ton sexe connectés. Tu te réappropries tes espaces. Demande à ton sexe de quoi il a besoin là, maintenant. Laisse la première réponse être la bonne, sans mentaliser. Si rien ne vient, c'est aussi une réponse. Laisse un son sortir si besoin.

Quand tu sens qu'il est temps, termine la pratique en remerciant ton sexe. Merci pour cet échange intime. Chuchote-lui des mots d'amour et observe tes sensations. Remercie ton cœur et ta bouche. Puis, bouge tes orteils, le bout des doigts, étire-toi. Reviens dans l'ici et maintenant en douceur, prends le temps d'intégrer ce qui s'est passé. Écris dans ton journal intime si nécessaire, ou enregistre-toi sur ton téléphone. N'oublie pas de t'hydrater. Cette pratique peut être faite autant de fois que désiré !

S'INCARNER

Assumer son chemin de vie

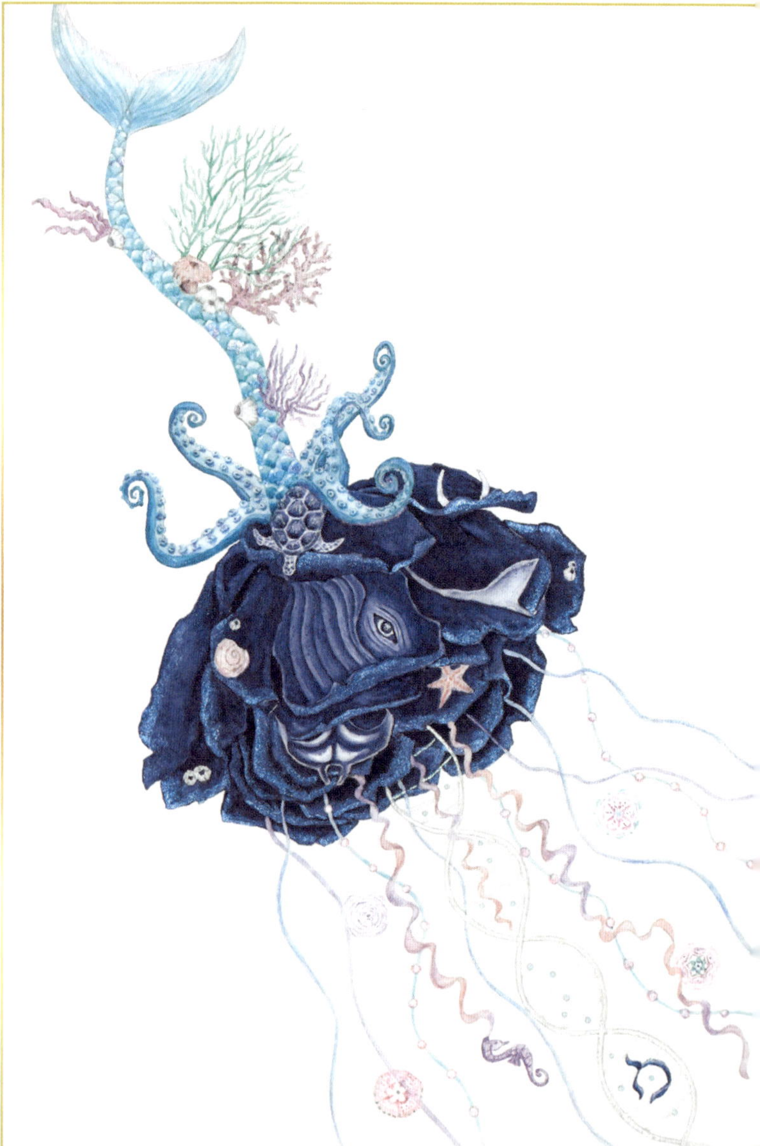

31. LA ROSE CŒUR OCÉAN

POÈME

Rose des passages et des traversées,
je suis la gardienne des mers fécondées,
la renaissance de Vénus célébrant la beauté,
l'éclosion de l'état eau-riginel.

Lorsque je descends, je monte vers mon propre ciel,
là où chaque étoile est un fragment de mon évangile.
Je t'invite à t'abandonner à ton être gracile
par la voie de tes profondeurs inconscientes
là où l'obscurité se dévoile à la lumière clairvoyante
plus tu descends, moins tu as besoin d'air,
car tu n'es pas de cette terre, tu viens de la Mère.

Tu es le courant où la gravité disparaît,
et où demeure la sagesse de tes secrets,
plonge en toi, soutenu·e, quoi qu'il en soit,
te laisser couler redonne naissance à ce qui existe en toi.

MESSAGE DE LA ROSE

Est-ce que tu te rappelles quand tu es descendu·e ? Tu as quitté la grande Source*, la mère des mères originelles afin de goûter à la source de ta mère physique sur la planète bleue. Tu as décidé de descendre comme une étoile filante dans son ventre, où est née ta première étincelle de vie. Ce miracle a eu lieu dans un autre corps avant le tien, corps qui t'a bercé·e dans ses eaux matricielles. C'était chaud et bon d'y être, comme à la maison de la Source. Tu te sentais en sécurité et tu te préparais à te déployer dans le monde terrestre. Et puis, le jour est venu de descendre encore. Il était temps que tu descendes sur terre, guidé·e par les eaux de ta mère physique, d'un monde aquatique à un monde terrestre. Il se peut que tu aies souffert de ce passage, car après tout, ta naissance sur Terre fut un choc de gravité. Tu as été enlevé·e de ton état aquatique pour devenir être humain sur deux pattes. N'est-ce pas extraordinaire quand tu y penses ? Extraordinaire certes, mais avec une touche de mélancolie quand tu regardes les étoiles. Il se peut que la majorité de ta vie, tu te sois senti·e extra-terrestre, que ce soit dans ta famille ou à l'école, face à la violence humaine et à la destruction. Pour te protéger, tu as appris à vivre en surface, à t'adapter malgré tout, à la lumière de ce que tu as toujours connu. Néanmoins, tu t'es toujours dit qu'il y avait quelque chose de plus, que cette vie ne pouvait être vécue qu'en surface.

Un jour, lorsque ton âme fut prête, une naissance spirituelle t'a demandé à nouveau de descendre, mais cette fois-ci dans tes propres eaux, au cœur de ta cellule primordiale. Ce quelque chose de plus qui t'appelait s'est présenté pour que tu écoutes le chant de ton âme qui te rappelle là d'où tu viens. Car oui, tu n'es pas de ce monde, mais tu es dans ce monde, avec des alliés qui t'attendent depuis longtemps pour que tu te lies à eux. Il se peut que tu sois naturellement attiré·e par certains, comme des pierres, des animaux marins, des langages de lumière. Ils te sentent, ils te voient et ils ont hâte de t'aider à retrouver certains fragments-trésors de ton âme pour que toutes les pièces de ton puzzle intérieur remontent à la surface de ta conscience.

Pour cela, il faut plonger en toi. Nous allons y aller ensemble, palier après palier, à ton rythme. C'est l'histoire d'un voyage au centre de toi-même, dans un monde qui te porte en apesanteur, au-delà de tout traumatisme, de toute considération humaine, un endroit à la fois plein et vide de sens, un monde nourri de sensations, de ton imagination, de tes rêves et de tes visions. Peut-être que tu as peur d'être submergé·e par ce qui te semble inconnu, que ce monde t'effraie ardemment car il t'échappe. Pourtant, tu baignes dedans, à chaque seconde, il est le silence de la Présence* en toi. Plonger te permettra de mettre en lumière ce qui est soit obscur soit inconscient en toi, et qui ne demande qu'à être révélé.

Je mets en lumière cette double existence : à la surface et au fond de ton être. Il se peut que tu te sentes perdu·e et seul·e, que des larmes incompréhensibles coulent sur tes joues d'humain·e. Ne t'inquiète pas, ton âme s'est préparée à cela. Il se peut que tu aies refusé le grand saut, maintes et maintes fois. Ceci est bien sûr une invitation éternelle, car si tu sens que ce n'est pas encore le moment, sache que je veillerai toujours sur toi.

POUR ALLER PLUS LOIN

Je te propose un voyage méditatif, au centre de toi-même. Si une pierre t'appelle avant de commencer, je t'invite à la tenir dans ta main. Assis·e ou allongé·e, laisse-toi bercer par le va-et-vient de ta respiration.

Imagine que tu es sur une plage, devant la mer ou l'océan. Écoute la danse des vagues et du vent. Sens le sable sous tes pieds, marche vers l'eau pour la saluer. Soudain, tu entends comme un chant familier. Tu aperçois une queue à quelques mètres de toi. Est-ce un animal marin, une sirène ? Avant même de crier gare, tu plonges dans l'eau la tête la première.

Tu comprends que tu respires sous l'eau et que c'est très agréable. Te voilà accroché·e à ma queue de sirène, plongeant dans l'immensité. Il fait de plus en plus sombre, le silence se fait de plus en plus épais. Tu te laisses guidé·e, émerveillé·e par la richesse des paysages qui se dessinent autour de toi. Ils te semblent très familiers. Soudain, une image se projette sur ta gauche. C'est un souvenir lointain. Une autre image se projette sur ta droite. C'est un symbole que tu connais et qui te suit dans ta vie. Tu comprends que tu plonges dans ton inconscient. Tu es là pour récupérer des morceaux de ton évangile qui sont prêts à remonter à la surface. Plus tu descends, plus tu te diriges vers tes eaux primordiales. Il se peut que des animaux marins t'accompagnent. Il est dit que les dauphins, les baleines et les orques sont des incarnations des Siriusiens qui veillent sur la Terre et ses habitants, peut-être sont-ils tes alliés pour ce voyage ? Tu entends leurs chants célébrer ta traversée, tu vois avec émotion leur merveilleuse cymatique* se dessiner dans l'impermanence de ton eau. Qu'est-ce que tu ressens en cet instant ?

Face à la beauté de cette orchestration, tu réalises la nécessité de prendre soin de la faune et de la flore marines, ce qui équivaut à prendre soin de tes profondeurs.

Nous sommes arrivé·es mon enfant, au point le plus bas du vaste absolu en toi, là où tu te sens à la fois loin et près de tout. Tes alliés marins ont préféré te laisser seul·e avec moi. Je t'invite à t'asseoir en toute sérénité, et à te connecter à ton cœur. Prononce l'incantation suivante : « Que ce qui est prêt à remonter à la surface de ma conscience se présente ici, maintenant. » Soudain jaillit depuis le sol sableux la Rose Perle dans toute sa splendeur. Elle te communique combien elle est heureuse de te retrouver ici et te félicite pour ton courage. Un de ses pétales en forme de coquillage tient une perle qu'elle te tend avec la plus grande des délicatesses. Tu la reçois entre tes mains, contre ta poitrine. Accueille toutes les sensations et émotions qui viennent, à mesure que la perle fond au contact de ton cœur. Prends un moment pour remercier la Rose Perle, gardienne de la pureté de ton âme. Je te fais signe qu'il est temps de remonter. Tu tiens le bout de ma queue de sirène et c'est parti. Tes alliés marins dansent autour de toi avec une grande joie. Tu vois au loin un semblant de lumière et tu te prépares à passer de l'autre côté. Peut-être que tu ressens de l'angoisse car tu ignores comment intégrer ce bout de trésor dans ton quotidien. Ne t'inquiète pas pour cela, tout se fera naturellement. Tu as révélé quelque chose d'essentiel à ton âme que tu n'es pas prêt·e d'oublier, car il vient de toi. Petit à petit, ton paysage intérieur va se recomposer et créer ton paysage extérieur. Tu es un·e magicien·ne !

Sache que ce n'est ni la première ni la dernière fois que je t'inviterai à plonger avec moi. Alors, savoure jusqu'à la prochaine traversée !

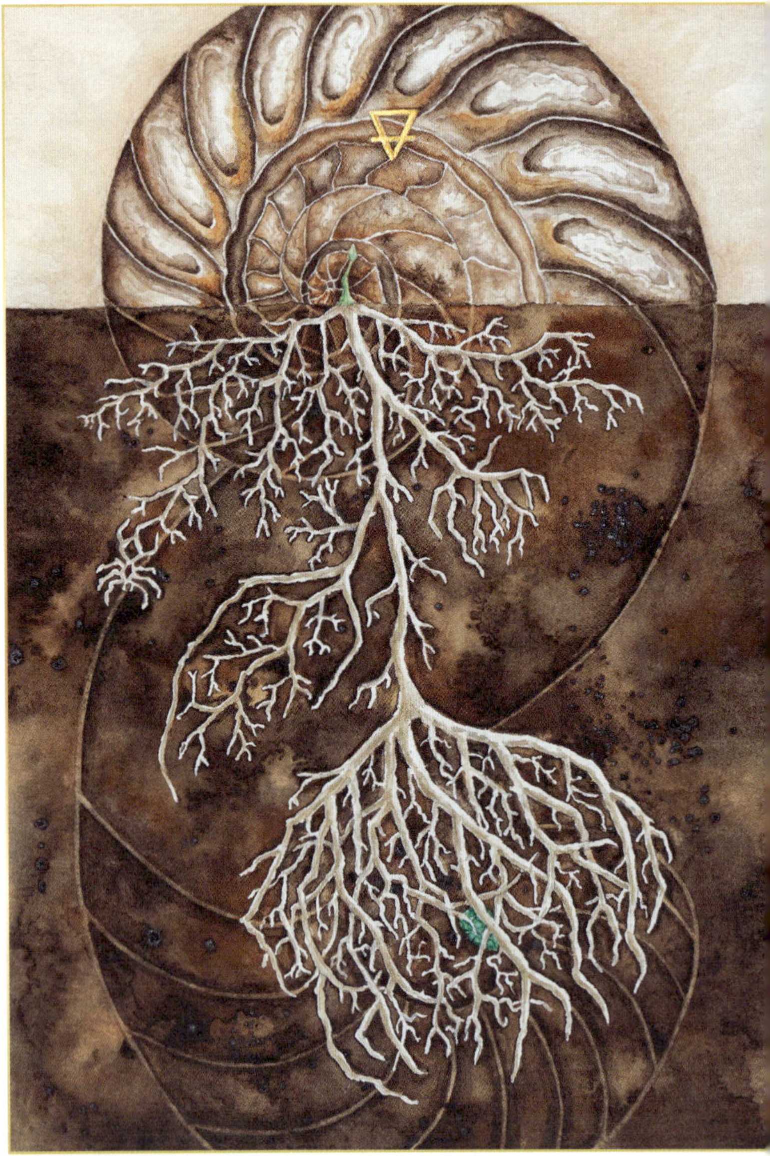

32. LA ROSE TERRE

POÈME

Amoureuse de la matière,
je t'emmène dans les profondeurs de ta chair,
tambour je suis et te rappelle les premières pulsations,
de nos cœurs battant à l'unisson,
battement après battement,
je te guide et descends
dans le tréfonds du tréfonds,
là où le silence devient son,
là où tu échappes à la lumière du monde connu,
pour plonger dans le méconnu qui te constitue.
Il te fait réaliser
que ta vérité en tant qu'être humain, cher·ère initié·e,*
est aussi sous tes pieds
que sans mouvement depuis le bas, le haut n'existerait pas.
Je suis gravité, ancrage et poussée,
racines, ce qui te permet de t'ériger
et qui jamais n'essaie de se glorifier.
Ce que tu cherches en haut t'invite à sentir le bas,
apprends à me connaître, l'humus que tu foules de tes pas,
apprends à me sentir, à me renifler,
à imaginer ce qui se vit en moi,
observe comme un autre monde s'offre à toi,
là où se déploie l'origine des mystères du Vivant,
là où depuis l'infiniment petit naît l'infiniment grand.

Je suis le cerveau de la Terre,
semblable au tien,
sans repères ni liens,
l'absence d'espace-temps
ramène à l'instinct d'être vivant,
à la sagesse souterraine au sein de la lumière noire,
qui, invisible à première vue, se rend visible par l'un-conscient.

MESSAGE DE LA ROSE

Je n'y vais pas par quatre chemins : au son du tambour, je te ramène à l'ici et maintenant lorsque tu as tendance à lui échapper. Fuir la réalité de la 3D est une illusion sur le chemin spirituel. Je te propose de procéder par étape : avant de savoir de quelle constellation tu viens, apprends à te connaître sur Terre et connecte-toi à cette dernière. Connecte-toi à la peau qui enveloppe ton humanité. Apprends à te familiariser avec les mystères de la terre sous tes pieds : là réside la clé de ta vérité en tant qu'être humain fait de chair et de sang. Ton humanité règne dans la réalité de ton corps qui n'attend qu'une seule chose : que tu apprennes à le connaître sans recherche d'idéal, que tu l'explores sans attentes, que tu acceptes son vieillissement, ses imperfections et ses cycles qui constituent son génie. Je te demande de créer un socle solide sur lequel tu peux compter. Ce socle est ton corps, nourri par la Terre chaque jour. C'est ce corps qui contribuera à vivre l'évolution de ton âme. Ainsi, sa santé est primordiale.

Si tu lis ces lignes, c'est que tu es invité·e à te lier aux minéraux, aux insectes, aux animaux, aux végétaux, aux saisons, aux couleurs de la réalité dans laquelle tu t'es incarné·e. Tu es aussi invité·e à te familiariser avec ton intelligence corporelle et à sublimer tes blessures d'incarnation. Prends le temps d'être présent·e à ce qui te dérange au lieu de le fuir. Lorsque tu doutes, demande à tes tripes. Puise dans tes ressources, va à la racine du problème. Avec curiosité, demande-toi comment tu peux transformer le plomb du problème apparent en or de sagesse. Quel est l'enseignement derrière la difficulté que tu rencontres ?

Je me présente aussi lorsqu'il y a la thématique de l'héritage. Peut-être que c'est le moment d'aller étudier ton arbre généalogique, sur les pas de tes ancêtres. Quelles sont leurs histoires, valeurs et qualités ? Qu'ont-ils légué, selon toi ? Penser à cela sera peut-être l'occasion de réfléchir à ce que tu veux léguer à ton tour et comment.

Liée à la sagesse des saisons, je te parle d'œuvre à long terme, de résilience et de récolte. Observe dans ton jardin ou dans un parc quels sont ses humeurs, ses besoins, ses forces et ses faiblesses. Observe la croissance d'une graine donnant naissance à un légume jusqu'à sa collecte ou sa mort, que ce soit dans la terre ou dans ton assiette. Je te rappelle que tout est cyclique, que rien ne disparaît et que tout se transforme. Être en paix avec l'abondance éphémère te permettra d'en cueillir la beauté sur l'instant. Ton corps en réalité est à l'image de ce jardin fertile que tu observes avec émerveillement. Tu es la nature qui te compose, tel un arbre spirituel qui, les racines fièrement plongées dans la terre, tend ses branches au ciel pour en recueillir les fruits mûrs. Plus tu prendras racine en profondeur, plus tu pourras t'élever. Je t'invite à faire la paix avec moi, la matière, ta matière qui porte ton âme.

Vois comme tu portes en toi des milliards de graines pour un infini de futurs possibles ! Qu'est-ce que tu veux planter et voir grandir ? Quelles sont les graines que tu as vu pousser et dont tu peux être fier·ère ? Quelles sont celles qui n'ont pas vu le jour comme tu l'aurais espéré ? Es-tu en paix avec cela ?

POUR ALLER PLUS LOIN

Je te propose une pratique simple : mettre les mains dans la terre. Que ce soit dans ton jardin ou dans un parc, offre-toi quinze minutes pour aller te recueillir. Aie de l'eau à disposition ainsi qu'un chiffon et une petite pelle (si tu n'en as pas, tes mains suffiront amplement !). Repère un endroit où la terre ne paraît ni trop sèche ni trop humide, où tu peux plonger tes mains avec facilité. S'il est nécessaire de creuser au préalable, fais-le.

À l'image d'un rosier, laisse tes doigts creuser l'humus avec joie. Respire à grands poumons, renifle les effluves de notre terre. Réalise que tu es sur un espace relativement petit mais si fertile ! Imagine le monde qui grouille en dessous. Peut-être que tu touches des racines, des petits cailloux. Peut-être que tu crains de faire de mauvaises rencontres. Ferme les yeux, remue la terre. Aie confiance en tes mains qui plongent aussi profond qu'elles peuvent. Cela peut être un moment très sensuel lorsque ta présence totale est à l'œuvre. Quelles sont tes sensations ?

Si tu désires déposer quelque chose, que ce soit un mauvais souvenir, une peur, une déception, c'est le moment. Laisse la terre t'épauler en activant son pouvoir cyclique de transformer tout ce qu'elle reçoit. Tu peux aussi poser une intention, ou simplement respirer à genoux et recevoir les bienfaits de cette connexion.

Lorsque tu sens qu'il est temps, enlève délicatement tes mains de la terre. Observe tes paumes et tes lignes de main dessinées. Respire le Vivant qui s'en dégage. Frotte pour enlever la terre ou aide-toi avec de l'eau et un petit chiffon. Joins tes mains en signe de prière, et remercie ce petit rituel. Observe ton corps : peut-être que son centre de gravité a changé, peut-être que tu te sens déchargé·e d'un poids. N'hésite pas à réitérer la pratique lorsque tu sentiras que c'est nécessaire.

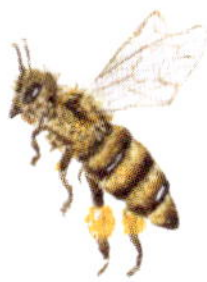

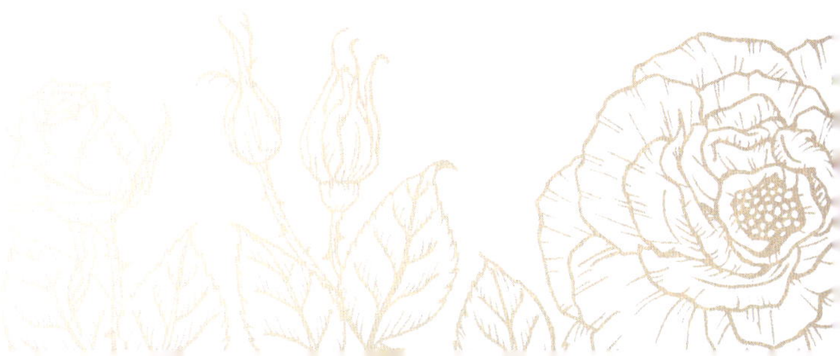

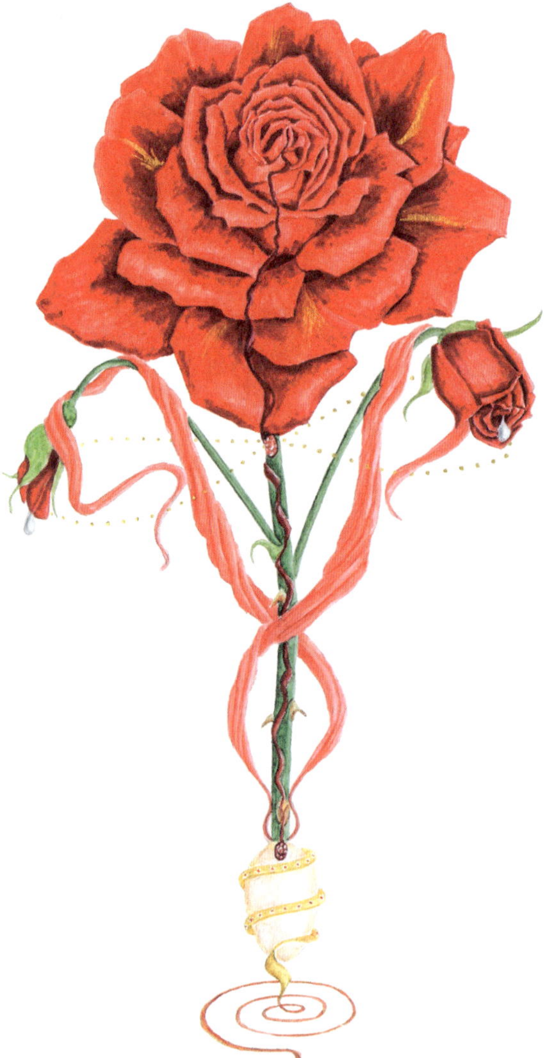

33. LA ROSE ROUGE

POÈME

Je suis la Rose de la Madeleine,*
passante et souveraine,
parure et pieds nus, reine,
je marche au rythme des pouls du Monde.
Démiurge baignant dans ses eaux fécondes,
je suis la matrice omniprésente,
omnipotente
l'ultime création qui se crée,
l'ouroboros à son apogée.*
Initiatrice de ta propre initiation,
je suis blessure et libération,
sagesse et tentation,
naissance, mort et renaissance vivant ses lunaisons.
Je t'embarque dans les profondeurs du mystique,
au sein de ta chair,
là où le sang coule,
là où ton parchemin se déroule,
à mesure que les voiles des mystères
se lèvent sur cette vérité cachée :
tu es le Graal que tu désires trouver,
tu es la porte, le chemin,
le début, le milieu et la fin,
la quête de ton incarnation passionnée.

MESSAGE DE LA ROSE

Rose du Graal, divine de chair et de sang, je suis la porte-parole de Marie-Madeleine, une des grandes héritières de la lignée de la Rose* et des femmes rouges* depuis Astarté* (Anat, Inanna, Ishtar, etc). Célébrant les joies de la Terre, je suis à l'image de la nature, celle dont l'instinct n'a pas été aliéné, dont l'être n'a pas été muselé par des conditionnements, dont la dignité n'a pas été souillée par les jugements. Souveraine, j'ai une confiance infaillible en la beauté et en l'indicible. Je suis celle qui dérange, porte-parole d'une révolution qui dénonce la mainmise sur les corps et sur les sexes des femmes. Ma religion est l'amour et mes « armes » sont la voix libre, le cœur brûlant qui hurle sa joie, l'incarnation, la résilience, l'alliance de l'homme et de la femme.

Je réhabilite la sagesse primordiale de l'intelligence érotique corporelle. J'affirme que l'ignorance et la séparation de ce qui nous fait humains nous rendent esclaves de l'insensé. Apprends à connaître ton corps, sans lequel le divin ne pourrait s'incarner. Qu'importe où tu en es sur ton chemin spirituel, ta médecine sensuelle te suit car elle est en toi, magnifiée par l'exploration de tes sens. Mon trône étant le bassin, je te connecte à la puissance de l'utérus, du sang menstruel si tu es une femme, à ton *hara** si tu es un homme, et je te fais goûter à la magie sexuelle.

Je suis la gardienne de l'œuf originel, porteur de l'union de la Sophia* (soit la sagesse sensuelle) et de la Shekhina* (la présence divine féminine). Je demande à avoir un regard plus clément sur les menstruations, car il n'y a rien de sale quand la femme saigne, bien au contraire : elle s'honore femme, elle honore les cycles de son utérus. Ainsi, la mort rend grâce à la vie et ouvre les portes sur le mystère féminin dont la face cachée peut être vue à chaque lunaison.

Rose Madeleine, je te murmure que tout est déjà là, en toi, qu'il n'y a rien à apprendre, si ce n'est à se souvenir : tu es le Graal que tu cherches, et sans corps, tu ne peux pas l'incarner. Par ailleurs, je me réfère à la dernière étape du grand œuvre alchimique, qui est celle de l'accomplissement de Soi, l'œuvre au rouge. À l'image de la carte du Monde dans le Tarot de Marseille, l'œuvre au rouge est à la fois début et fin, création et accomplissement, cap et boussole, l'un retrouvé. J'apparais lorsque tu as réalisé ton plein potentiel, en connexion directe à l'Amour sans avoir besoin de passer par un intermédiaire. Je suis une fervente gardienne de la jouissance pour que celle-ci puisse non seulement remplir ta vie jusqu'à satiété, mais également pour que l'humanité restaure son lien avec elle afin de la diffuser comme un parfum de rose et afin qu'elle inspire pour créer.

POUR ALLER PLUS LOIN

Allongé·e confortablement, ferme les yeux. Respire en conscience pour une détente profonde du corps, des pieds à la tête en t'arrêtant quelques secondes sur chaque membre, avec l'intention de t'ancrer. Une fois le scan terminé, focalise-toi sur ton bassin et visualise-moi posée dessus, en relâchant d'autant plus tes mâchoires. À mesure que tu inspires, ma couleur rouge s'étend sur tout ton périnée. Petit à petit, je fonds sur ton bassin, en te guidant à l'intérieur d'un utérus. Cela peut être le tien, celui de ta mère. Laisse-toi le temps de t'y déposer.

En apesanteur, tu flottes dans un liquide familier, au sein d'un calice féminin, l'antre où règne le plus grand des pouvoirs : celui de la création de l'humanité. Tu es en sécurité dans cette grotte pleine de mystères. Quelles sont tes sensations ? Est-ce qu'il y a une texture, une odeur particulières ? Est-ce que tu entends un son ? Laisse-toi bercer par la genèse guérisseuse et libératrice. Pose en ton cœur une intention, que ce soit l'activation de tes codes Madeleine, le nettoyage de certaines mémoires, la coupure de certains liens de dépendance, la restauration de ton innocence érotique pleine et entière. Offre-toi le temps de recevoir les bénédictions de l'œuf originel. Est-ce que tu sens la pulsation de cet Utérus ?

Un son sourd attire ton attention. Ton ventre s'active soudainement : l'utérus Gaïa t'appelle, au rythme d'un tambour. Les parois de l'enceinte tremblent de plus en plus et créent une fente lumineuse. Il est temps. Tête la première, tu descends vers l'ouverture qui s'agrandit. Ceci est le voyage de ta vie, le pas-sage d'un monde à l'autre. Tu es prêt·e à accoucher de toi-même et à faire bénéficier l'humanité de tes dons.

La Mère Terre te dépose au centre d'un immense rhizome rouge au sol. Ce rhizome est lié à l'utérus de la Terre, et représente le lien à tous tes ancêtres, comme un cordon ombilical. Tu bouges lentement les doigts et les orteils, l'oxygène réveille tes poumons. À mesure que tu bouges, le rhizome disparaît dans l'éther. Fil d'Ariane, il sera toujours là pour te rappeler ton lien perpétuel au vortex créateur de l'Utérus. Guidé·e par mon parfum, tu es prêt·e à marcher sur les pas de tes ancêtres, au service de ton divin incarné.

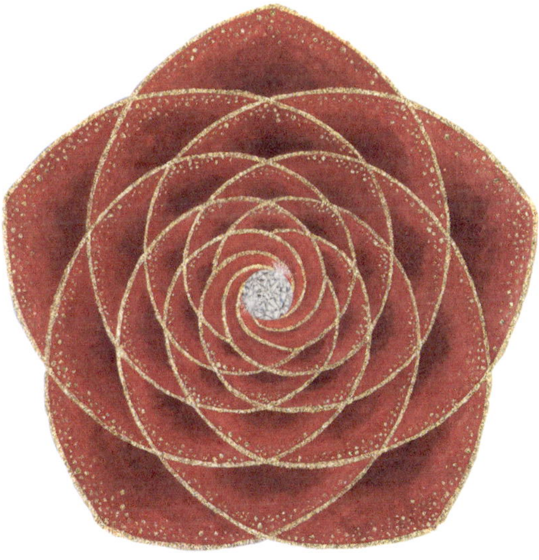

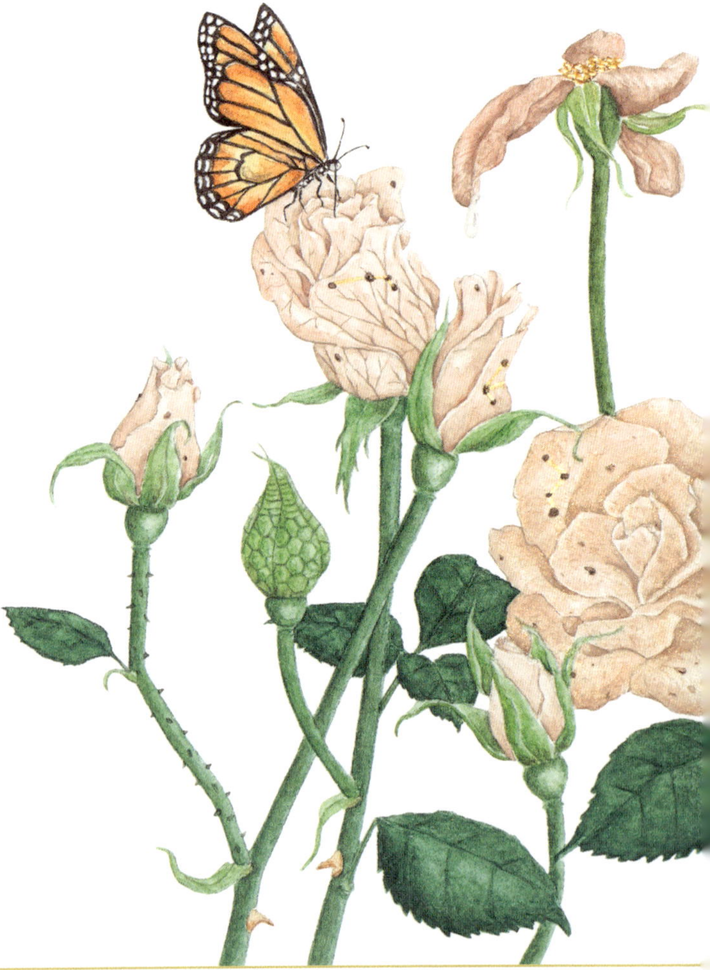

34. LA ROSE CHAIR

POÈME

Douceur il est temps
de m'offrir à toi pleinement
venir enlever couche après couche tes peaux de protection
déposer un toucher de guérison.
Viens m'accueillir
soyeuse douceur, viens cueillir
l'élan du Vivant
à la portée de ta vulnérabilité.
Je suis la Présence totale à ce qui est par le toucher,*
alors ose être, douceur
à la bonne heure, il est temps
d'offrir un pétale sur ta peau de soie
et de saluer l'éveil à ta splendeur qui va de soi.

MESSAGE DE LA ROSE

Je suis la puissance de la douceur qui te relie à ta toute première peau liée au ventre de ta mère. Cette enveloppe est une terre si fertile de souvenirs et de potentiels, deux mètres carrés d'éden de soixante-dix pour cent d'eau à contempler et à explorer. Est-ce que tu savais que son renouvellement cellulaire se fait depuis les profondeurs de son épiderme toutes les quatre à six semaines ? Reflet de ton intégrité, ta peau est ton soutien, ta première protection, ton enveloppe charnelle qui grandit avec toi, fidèle. Perméable, elle somatise les déséquilibres et les intrusions, elle vieillit aussi, laissant apparaître les innombrables souvenirs de joie et de peine à sa surface, les marques du temps comme miroir de ton histoire face au monde. Peau du « bas-saint », elle garde précieusement le Vivant en toi, elle protège le véhicule de ton âme sur Terre.

Je viens te parler de l'importance capitale du toucher, du lien qui se crée et se maintient depuis la nuit des temps. Sans toucher, l'humanité ne survivrait pas. C'est un besoin biologique fondamental aux multiples fonctions, un moyen d'accéder à un tas d'informations d'une richesse infinie. Les plus grands miracles se sont toujours faits par le toucher, d'ailleurs, un regard ou un souffle est une forme de toucher. Ainsi, ses effets ont un impact concret, qui peut être apaisant mais aussi violent, selon l'intention. Dès que je me pose sur toi, j'apaise, je rassure et je rééquilibre. J'absorbe le trop-plein qui sature, je ramollis la rigidité par mon intention de prendre soin de toi comme un nourrisson et de faire peau neuve. Tel le livre-chair de la papesse, millimètre après millimètre, j'explore par le braille la richesse de ta peau-parchemin, je pars à la rencontre de ton histoire, j'ouvre les portes de tes annales akashiques. De par la qualité du grain de ta peau, de son mouvement et de sa température, je sais ce qui te traverse, ce qui te retient, ce qui t'anime. Tes peaux mortes craquent sous mon pétale. Ce faisant, je remets l'originel au goût du jour sur les contours de ta peau mise à nu. Je te touche avec affection pour que tu sentes ton propre plein.

Je viens pour prendre soin de ta peau. Peut-être que tu as tendance à trop la récurer, à la gommer, à forcer sa perfection dictée par la société. Peut-être que tu as tendance à la délaisser ? Quel est ton rapport à tes pores, à tes poils, à tes vergetures et à tes rides ? Est-ce que tu acceptes toutes ces « imperfections » qui te rendent humain·e ? Est-ce que tu laisses ta peau respirer ? Est-ce que tu prends le temps de la huiler ? Si tu as des allergies, est-ce que tu sais ce qu'elles te disent ? Quelles sont les matières que tu portes au quotidien ?

Alliée de la Rose Glacier, je suis feuille de soie qui dissout les barrières. Ainsi, certaines mémoires peuvent remonter à la surface mais n'aie crainte, tu es en sécurité. Es-tu prêt·e à accueillir ce qui se meut sous ta peau et à recevoir l'attention d'autrui ? À ce propos, je questionne la place du virtuel dans ta vie, l'absence du peau à peau, la fuite du contact physique. Je mets en exergue tout traumatisme lié à l'intrusion, au toucher subi, au consentement non respecté. Par mon toucher guérisseur, je retisse le lien de confiance en soi et en l'autre. Avec la Rose Blanche, j'œuvre pour que chaque millimètre de ta peau récupère son innocence érotique. Je suis la porte-parole de Yeshua et des Myrrhophores*, l'Ode aux mains guérisseuses, la bienveillance du yang envers le yin. Mon pétale se pose sur ton cœur et te caresse pour te demander pardon si tu t'es senti·e trahi·e. Je m'incline devant toi et te bénis de mon onction, au nom de toute la lignée de la Rose*.

POUR ALLER PLUS LOIN

Cette pratique va être un moment d'une très grande douceur, si tu sens que c'est juste pour toi. Je te demanderai de préparer l'espace en conscience avant de commencer. Veille à t'offrir quelques roses roses odorantes, aux tons clairs et si possible de France. Trouve un lieu chez toi où tu pourras t'installer et être tranquille pendant une heure. Dispose un tapis de yoga, des couvertures et des coussins pour que ce soit le plus confortable possible. Pose un vase rempli d'eau avec les roses près de toi, ainsi que d'autres objets qui t'appellent. Tu peux mettre de l'encens et de la musique douce dans une ambiance tamisée par des bougies.

Quand tu te sens prêt·e, allonge-toi en douceur et ferme les yeux. Sens le poids de ton corps qui se détend respiration après respiration. Relâche ta mâchoire, ton ventre et ton périnée. Ce moment est un cadeau de Vénus pour toi. Quand tu le sens, prends une rose du bout des doigts, sens son odeur, puis promène-la sur ton corps. Laisse ta main te guider, c'est elle qui sait. Ralentis ta respiration pour que chaque mouvement soit le prolongement de ton âme. Tu vas peu à peu entrer dans un état de conscience modifié au contact de ta peau-parchemin. Explore les zones où elle est nue, des zones où elle est habillée, observe les différences de sensation. Laisse ton corps se mouvoir librement dans l'espace. Imagine si tu étais nu·e, comment est-ce que tu te sentirais ? Si tu as envie de te dénuder, fais-le, si tu ne le désires pas, ne le fais pas.

Demande-toi quelles couches étouffent ta peau. Je te murmure que la nudité est la beauté incarnée, et que tous les corps vivants sont beaux. Être nu·e, c'est revenir à l'un, le naissant, le pur, le Soi assumé, l'innocence érotique de ton enfant intérieur. C'est redevenir fœtus dans le ventre de ta mère. C'est saluer ta Vénus intérieure sortie des eaux primordiales qui honore son corps comme le temple de son âme. De grands secrets se cachent derrière la nudité, comme la liberté et l'authenticité par exemple. Tu n'as plus rien à cacher car tu es intouchable. Se mettre à nu, c'est aussi recevoir l'amour à l'état brut. Certes, il y a la nudité physique, mais je te parle ici de la nudité psychique. Es-tu en paix avec toutes les parties de toi-même et avec le changement de ton corps ? De quoi te caches-tu ? Il y a peut-être certaines zones qui sont plus difficiles à toucher que d'autres. Tu peux y déposer la rose et ne rien faire. Le toucher, c'est l'histoire d'une rencontre, avant tout de soi à soi. On se couve soi, par l'acceptation de son incarnation. Comment est-ce que tu te sens face à cet amour que tu t'offres par cette pratique ? Peut-être que ton juge intérieur trouve cela ridicule, ou que tu prends beaucoup de plaisir. Y a-t-il un équilibre inhérent entre offrir le plaisir et le recevoir ? Il se peut que des larmes montent ou que de la frustration survienne. Accueille sans juger.

Lorsque c'est juste pour toi, tu peux ralentir et déposer la rose sur ton cœur. Laisse-toi embaumer par ses effluves d'amour. Bouge lentement ton corps, étire-toi, bâille. Remercie-toi pour ce cadeau et réitère quand tu en as envie ! La pratique peut simplement se faire sur une seule zone du corps, comme le cou par exemple, pendant cinq minutes. Explore et laisse-toi guider par la rose !

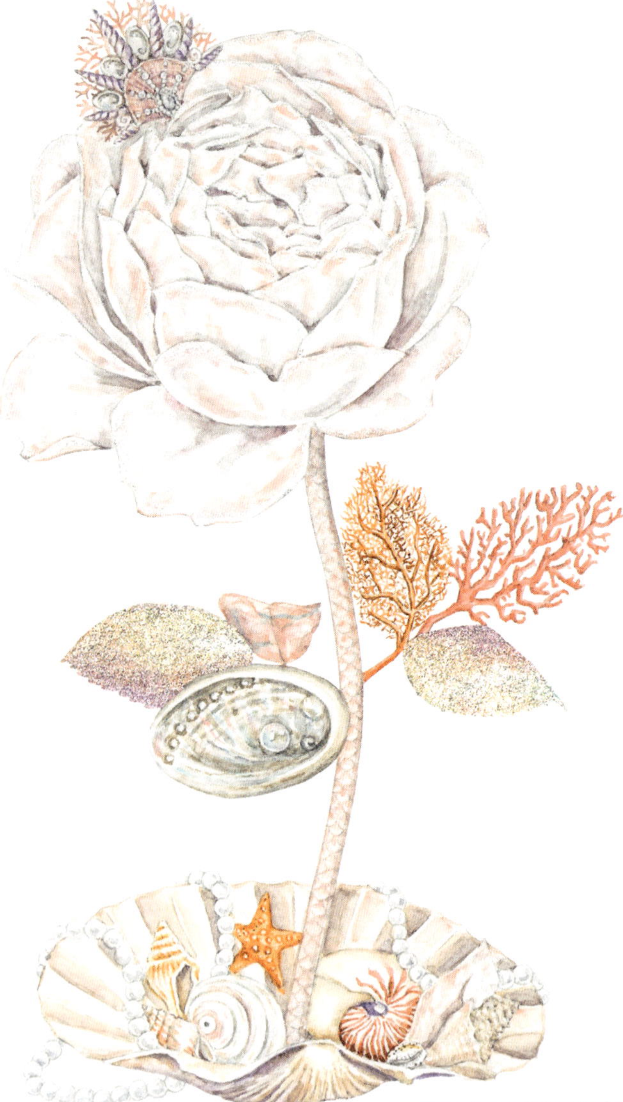

35. LA ROSE PERLE

POÈME

Je suis écrin de bulles d'écume couleur diamant
qui, à chaque éclat, te rappellent la préciosité du présent
et pétillent comme un souvenir d'une insouciance d'antan.
À peine sortie de mon cocon de lait,
je me plais à contempler ce qui est,
le miroir de la Source est le seul à me refléter*
pure, immaculée qui se sait.
Je suis là pour te rappeler
dans l'obstacle et la brutalité
que tu portes en toi la mémoire perlée
de ce qui ne demande qu'à être retrouvé.

Cette perle s'est formée grâce à des corps étrangers,
peut-être que tu te considères comme pur·e de toute intrusion,
rappelle-toi, tu es fait·e du pouvoir de la transformation.
En vérité, grâce au contraste et à l'adversité,
tu révèles la pureté immaculée de ton âme immortelle,
tu résistes à tout par la force de l'amour inconditionnel.
Alors, baigne-toi dans mes eaux faites de nacre et de sel.
« The world is your oyster »[1]*, souviens-toi,*
toi qui pensais subir le monde, il est tout à toi.

1. De l'anglais : « Le monde t'appartient ».

MESSAGE DE LA ROSE

À l'image de la Vénus de Botticelli, tu es arrivé·e nu·e des eaux matricielles, couvé·e dans un coquillage. Enveloppé·e de ton essence vénusienne immaculée, tu as débarqué sur Terre.

Protégé·e, tu n'avais pas encore conscience de ce que tu expérimentais depuis ton coquillage de lait. Tu étais pur·e, dans ton plus simple apparat, en relation directe avec le monde. Tout faisait un à tes yeux, tout était d'un même élan, explosion d'arc-en-ciel, de sensations et de couleurs. Les filtres ou les jugements t'étaient tout simplement inconnus.

Tu as vu d'innombrables visages se mouvoir devant toi, avec un tas d'expressions. Tu recevais encore et encore l'intensité du Vivant dans chacune de tes cellules qui vibrait de curiosité. Et puis, un jour peut-être, tu as eu mal pour la première fois. Tu as senti le contraste, la séparation, la déception. Cela a laissé une marque sur ta peau et sur ta psyché, comme si tu ne pouvais t'en séparer. Tu as été marqué·e par la vie. C'est donc cela, être incarné·e ! Toi qui te faisais une joie de t'installer sur Terre, tu as eu soudain envie de repartir sans regret.

Embarqué·e, tu as été initié·e* sur le bateau de la Terre pour apprendre à te connaître dans ta chair. Apprendre ce que c'est que d'être humain, apprendre à vivre la dualité de la 3D. Tu as bien vu que tu n'étais pas de ce monde, et qu'au fil des années, celui-ci t'était de plus en plus étranger. Le temps et l'espace se sont installés progressivement et t'ont parfois limité·e, stressé·e, apeuré·e. Tu as dû t'adapter, tout en regardant avec nostalgie Vénus dans le ciel, avec la peur viscérale d'être coincé·e ici à jamais, dans ce monde bien trop dual. Combien de fois as-tu voulu baisser les bras, tout en sentant que ce n'était pas ton heure ?

Je viens te rappeler que tu es une perle de nacre imbibée de lumière et de soleil, soutenue par la Terre, qui est aussi une perle, aux tons bleus. C'est sa lumière qui t'a pénétré·e et a ouvert ton coquillage pour te mettre au monde ici. Rappelle-toi, la perle dans tes yeux est éternelle. Ta peau a beau avoir été marquée par la brutalité de la vie, il y a cet espace en toi, immaculé, intouchable, celui de la Présence*, qui est, en vérité, Toi, dans ta conscience la plus haute. Toi, lorsque tu fermes les yeux et que tu respires comme si c'était la première fois. Toi, quand tu mets l'intention de ne pas disparaître sous toutes tes couches de protection qui sont en réalité des aspérités riches de sagesse et d'évolution.

Vénus te tend la main comme une mère. Abandonne-toi aux vagues de la vulnérabilité, aux écumes de la renaissance. Tu n'as pas à refermer ton coquillage pour protéger ce qu'il y a de plus précieux en toi.

Reçois le défi comme une invitation à sortir de ta zone de confort et à alchimiser ce qui stagne, ce qui te fâche, ce qui te fait peur. Utilise ta force réceptive active, accompagnée de la sagesse de ton âme et de l'intelligence de ton cœur. Reçois le corps étranger et crée de la magie avec. Ainsi, il révélera ce qu'il y a de plus pur en toi.

À l'instar de la Rose, tu grandis dans l'adversité, tu répands la beauté et le pardon comme remède absolu.

POUR ALLER PLUS LOIN

Lorsque le monde est trop pour toi, tu rentres dans ton coquillage. Mais le trop-plein que tu ressens intérieurement se doit d'être exprimé. Je te propose un exercice de sublimation par l'art. Peut-être que ça fait un bout de temps que tu as envie de t'exprimer et que tu n'oses pas ou que tu ne sais pas par où commencer. Peut-être même que tu ne sais pas ce que c'est ! Cela demande un certain courage pour se lancer, mais je te garantis que tu ne le regretteras pas.

Demande-toi quel art t'appelle en ce moment. Ça peut être le dessin, l'écriture, la peinture, la poterie, le chant. Le plus souvent, c'est une activité qui est facile pour toi. Peut-être que rien ne vient, dans ce cas, essaie de te rappeler quels loisirs artistiques tu avais enfant. N'hésite pas à prendre des cours d'art pour te sentir soutenu·e dans ce processus. Une fois que tu as choisi l'activité, connecte-toi à ce qui te contrarie et à l'émotion de la contrariété. Ça peut être la frustration, la colère, la tristesse face à la violence des guerres dans le monde, au deuil, à une séparation ou à une frustration difficile à décrire. Lorsque l'information est claire, lance-toi sans réfléchir. Écris, dessine, peins ce qui vient sans forcer. Laisse-toi couler d'inspiration, dans l'évidence. Tu crées un espace pour que ton âme s'exprime librement. Imagine que tu accueilles le corps étranger dans ton coquillage, que tu en comprends le message et que tu en transformes l'impact sur ton système.

Durant cette pratique, veille à rester clément·e envers toi-même. Offre-toi beaucoup de compassion, d'autant plus si ton juge perfectionniste intérieur vient commenter ta création. Il est commun de toujours voir ce qui manque, ce qui est moins bien et de se comparer. Je t'invite plutôt à célébrer ce qui émerge, ce qui est en vie, ce qui est plein. Cette pratique est similaire à une remise à zéro, une réémergence pure connectée à ton âme. Laisse-toi porter par les courants des coups de pinceau, des pleurs et des rires. Invite la cadence de notes et de silence te montrer le chemin vers la reconquête de toi-même. Tout est là et prêt à être sublimé. Ainsi, tu mets de l'or sur certaines de tes blessures, tu crées ton paysage intérieur. Il est fort probable que tu témoignes de ta millième naissance au sein de cette vie. Sois fier·ère, alchimiste artistique, tu te lies à ce qui te meut au plus profond de ton âme.

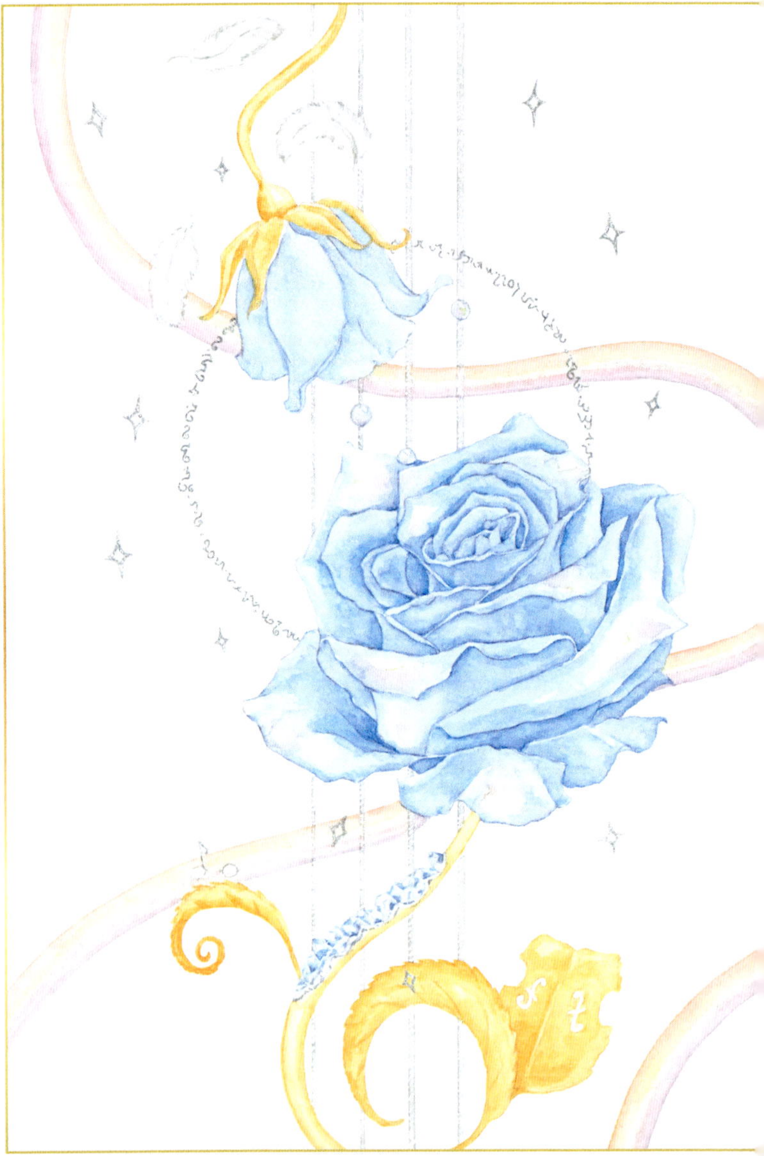

36. LA ROSE CÉLESTE

POÈME

Dans le temple de ton âme demeure
ta mélodie primordiale atemporelle,
celle qui toujours règne en ton cœur
et voyage de vie en vie, multidimensionnelle.

Cette mélodie est composée de parties de toi,
de toutes les personnes que tu as été et que tu seras
de tous les talents et dons qui te suivent, fidèles,
vers un retour à la Maison, éternel.

Chaque partie est comme une note posée
sur chaque corde vibrant à l'unisson,
ta conscience est l'archet,
qui d'un seul souffle joue le génie de ta partition.

Dans cette vie, il se peut que tu joues ta mélodie mais…
tu sens que ce n'est pas complètement libéré, assumé,
tu sens que ça pourrait être plus joyeux, plus naturel, sans forcer.
Lorsque tu suis la voix de ton âme et de ton cœur confiant,
tout coule naturellement…
Alors, je viens te demander : quelle est cette note que tu omets ?

MESSAGE DE LA ROSE

Je viens célébrer ta mélodie unique, celle de ton âme. Unique, comme les milliards de milliards de grains de sable sur Terre. Unique, comme ton grain de voix. Alliée de la Rose Air, je porte l'attention sur ton verbe, créateur de ta réalité. Que fais-tu des mots déployés dans ton palais ? Est-ce que tu les pèses avant de les voir s'envoler ? Est-ce que tu les plantes comme des graines de possibles souhaités ? Est-ce que tu décores ou dévores le temps avec ta voix ? Je t'invite à faire un pas de plus vers toi, pour faire vibrer ta symphonie dans toutes tes cellules. Je veux voir de l'or couler de ta gorge, chaque son être un rayon de soleil pour le monde.

Il se peut qu'une note manque sur ta partition, ou qu'elle ne soit pas mise au bon endroit. Cette note peut symboliser une partie de ton être que tu n'oses pas assumer, que tu ne veux pas voir car elle te fait honte. Peut-être qu'il y a une particularité chez toi qui aimerait être honorée pleinement. Savais-tu que ta mélodie primordiale chante ta mission de vie ? Et que ta mission de vie est souvent liée à tes rêves d'enfant ? Je suis là pour te (re)connecter à eux. Quels sont ces rêves d'enfant qui faisaient vibrer ton âme ? Qu'est-ce que tu faisais petit·e, naturellement, pendant des heures ?

Il est temps d'assumer toutes les parties de toi-même pour que ta symphonie céleste puisse retentir dans ton cœur et faire vibrer celles et ceux qui l'entendront. Souvent, il s'agit de prendre soin de toi et de sublimer ce qui t'habite par l'expression créative. Et si tu donnais le premier coup de pinceau sur une toile qui t'attend ? Et si tu te mettais en scène enfin ? Et si tu chantais à pleins poumons ? Quoi qu'il en soit, ton âme t'attend. Qu'est-ce qu'elle te souffle en silence ? Focalise-toi sur ce qui te fait plaisir, ce qui te fait rêver, là où il n'y a pas d'enjeu, si ce n'est te faire vibrer.

Lorsque tu oseras aller un tantinet au-delà de ta zone de confort, tu sentiras un grand soulagement. Tu te demanderas d'ailleurs pourquoi tu ne l'as pas fait plus tôt ! Tu seras réjoui·e de la réponse d'autrui, avec l'impression d'être à ta place, d'être vu·e et reconnu·e enfin pour qui tu es vraiment, sans plus avoir à te cacher. Et puis entre nous, ce qui compte vraiment, c'est que tu le fasses pour toi ! Cette démarche est une énorme libération pour toi et un véritable cadeau pour les personnes qui bénéficieront de ta mélodie primordiale. Les cloches sonnent, il est temps d'honorer la symphonie venue des cieux pour enchanter le monde !

POUR ALLER PLUS LOIN

Dans cette pratique, j'aimerais révéler ce joyau que tu caches bien au chaud en toi, consciemment ou non.

Je t'invite à t'asseoir et à respirer amplement. Imagine un instrument à cordes en face de toi. Ça peut être un violon, un violoncelle, une guitare, qu'importe. Visualise les cordes. Chacune a une note qui, lorsque accordée, résonne en harmonie avec l'ensemble des cordes. Imagine que tu es cet instrument de musique. Chacune de tes cordes révèle une partie de toi. Une corde peut symboliser tes rêves, une autre tes centres d'intérêt, ta famille, ton travail, ton intimité, tes désirs. Quelles sont les notes fondamentales qui font vibrer ton âme ? Lorsque tu joues de ton instrument, est-ce que ça sonne juste ? Peut-être qu'il y a une corde qui détonne. Quelle est-elle ?

Prends de quoi écrire, de préférence du papier et un stylo. Réfléchis à quelque chose que tu aimerais partager avec le monde, mais tu n'arrives pas à passer à l'acte. Il se peut que tu écrives dans ton coin sans que jamais personne ne t'ait lu·e. Pourtant, ça te fait un bien fou d'écrire et de te relire après coup. Il t'arrive même de penser que ça pourrait aussi faire du bien à autrui. Qu'est-ce qui t'en empêche concrètement ? Il se peut que tu dessines à tes heures perdues, ou que tu joues d'un instrument de musique, mais que tu refuses d'être vu·e ainsi. Il se peut que tu veuilles changer de métier car tu sens que tu n'en peux plus. Cependant ton entourage te décourage vivement de le faire. Ces considérations touchent ta corde sensible. Qu'est-ce que tu pourrais faire pour l'accorder ? Peut-être que c'est aux autres cordes de se désaccorder pour se réaccorder de nouveau. Connecte-toi à ton cœur, qu'est-ce qu'il te dit ? Montre-lui cette corde, et demande-lui conseil pour qu'elle sonne juste. Quelle serait la première étape ?

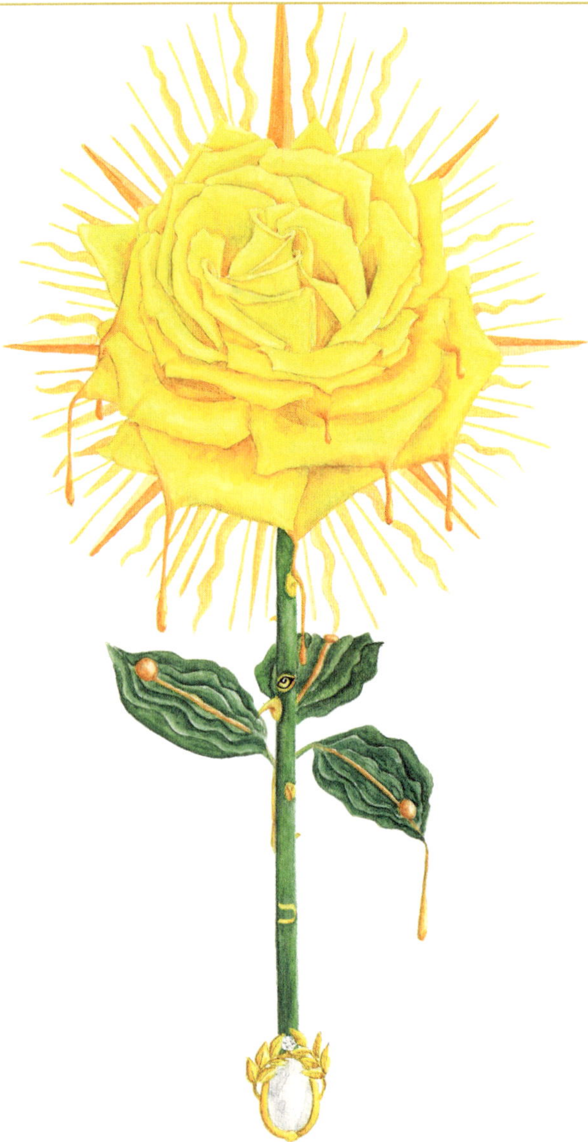

37. LA ROSE JAUNE

POÈME

Éclate de rire, éclabousse,
sois éclats de soleil qui moussent,
laisse ton âme frétiller sous ta voix,
laisse ton cœur couler de joie !
Respire pour déborder,
respire pour re-sentir,
respire et sens le plaisir d'exister
dans ta pleine souveraineté.
Puisse ton visage égayé illuminer le monde fatigué,
puisses-tu aimer sans compter,
puisses-tu pétiller de vie et propager ta félicité.
Étale-toi, éclate-toi,
respire ce lien sacré,
jouis, vis et vibre, à volonté.

MESSAGE DE LA ROSE

Je célèbre la joie de te retrouver ! Le plus souvent, je me pose sur ton plexus solaire et je fais remonter à la surface de la colère froide, qui veut rétablir l'injustice subie. Je fais fondre comme neige au soleil toutes les manifestations d'un manque de maîtrise de soi, qui peuvent déclencher des émotions fortes. Quelles sont les pensées, les croyances, les relations qui entravent ta joie de vivre, ta spontanéité et ton authenticité ?

Lorsque tu entres dans une pièce pleine d'inconnus, comment est-ce que tu te sens ? Lorsqu'on te donne la parole en public, es-tu soucieux·se de ce que les autres vont penser ? Est-ce que tu as peur de ne pas dire comme il faut, d'être trop ou pas assez ? Pour moi, il ne s'agit pas de prendre sa place, mais de s'y mettre lorsque les élans du cœur, les éclats de vie et de génie sont honorés. Que ce soit de la joie, de la peine, des pleurs, de la tristesse ou de la colère, tous ces éclats décristallisent la fausseté, honorent la spontanéité du Vivant et l'authenticité d'être sans avoir peur du conflit, d'être jugé·e ou de faire de l'ombre.

Je te fais aussi comprendre que laisser toute blessure émotionnelle entraver ta lumière prive le monde de ce que tu as de meilleur à offrir. En d'autres mots, t'empêcher d'être et de faire en fonction d'autrui nuit à ta propre expansion.

Ainsi, je réhabilite le plaisir de rayonner dans ta vie, en bannissant toute forme de compétition. Les complexes de supériorité et d'infériorité se dissipent dans le cœur. Pratique l'autodérision au quotidien, qui est une précieuse alliée pour dissiper toute entrave à ta lumière. Lorsque tu arrêtes de court-circuiter tes élans et ta sagesse innée par peur de froisser, tu brilles naturellement.

Je t'invite à rencontrer ton amant intérieur, afin de te sentir deux en un·e, ton yin étant sécurisé par ton yang. Je t'incite à explorer perpétuellement ce qui te rend vivant·e et je te célèbre lorsque tu suis l'impulsion qui donne un sens à ton existence. Tu es le héros, l'héroïne de ta vie. Protège ta joie de vivre comme un précieux joyau, afin de perpétuer ton lien au Vivant.

POUR ALLER PLUS LOIN

Je te propose de ramener l'or dans ton soleil intérieur, par la joie de sentir sans réfléchir, simplement parce que ça fait du bien. Et pour cela, nous allons explorer une partie du corps où je dépose ma médecine : le plexus solaire. C'est une zone au niveau de ton sternum où se logent des émotions refoulées, comme la frustration ou la colère. Si la sensation du toucher est désagréable, respire et observe ce qui remonte à la surface de ta conscience. Autorise-toi à ressentir, sans chercher à justifier quoi que ce soit.

Cette pratique restaure ta souveraineté intérieure et enlève certains voiles liés à des blessures relationnelles. Respecte ta temporalité, fais-toi confiance et amuse-toi !

Assure-toi d'avoir de l'huile (d'amande douce ou de coco par exemple) à disposition, et place-toi dans un endroit calme et isolé. La zone de la poitrine et du ventre est dégagée. Si tu es une femme, ne porte pas de soutien-gorge.

Allongé·e et à l'aise, ferme les yeux. Si tes jambes sont pliées, veille à mettre un coussin derrière tes reins pour éviter toute cambrure et toute tension dans le dos.

Imagine que je me pose sur ton sternum. À mesure que tu inspires, ma couleur s'intensifie comme le soleil. Délicatement, pose une main sur ton plexus solaire. Salue-le, sens la chaleur qui se dégage de ta paume. Puis, à même la peau, palpe ton sternum du bout des doigts. Tu peux légèrement les enfoncer dans la partie osseuse qui s'appelle le « processus xiphoïde ». Observe tes sensations. S'il y a une quelconque douleur, continue d'explorer avec douceur. S'il y a une émotion, laisse-la s'exprimer. N'hésite pas à émettre un son, qui est peut-être lié à un voile que tu traverses et que tu es invité·e à libérer. Avec de l'huile, réchauffe ton sternum à l'aide de ta paume. Explore les côtes et le ventre avec tes deux mains. Il n'y a pas de « il faut » ni une seule manière de t'explorer, seulement la tienne, avec délicatesse et souplesse. Amuse-toi sans réfléchir, car c'est le ressenti qui te guidera. En fin de pratique, pose tes mains sur ton sternum avec l'intention d'intégrer la puissance de ton soleil intérieur. Remercie-moi d'en être une fervente gardienne.

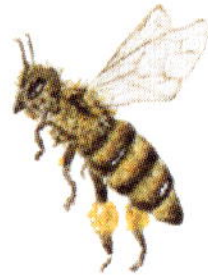

TRANSMETTRE

Rayonner de sagesse

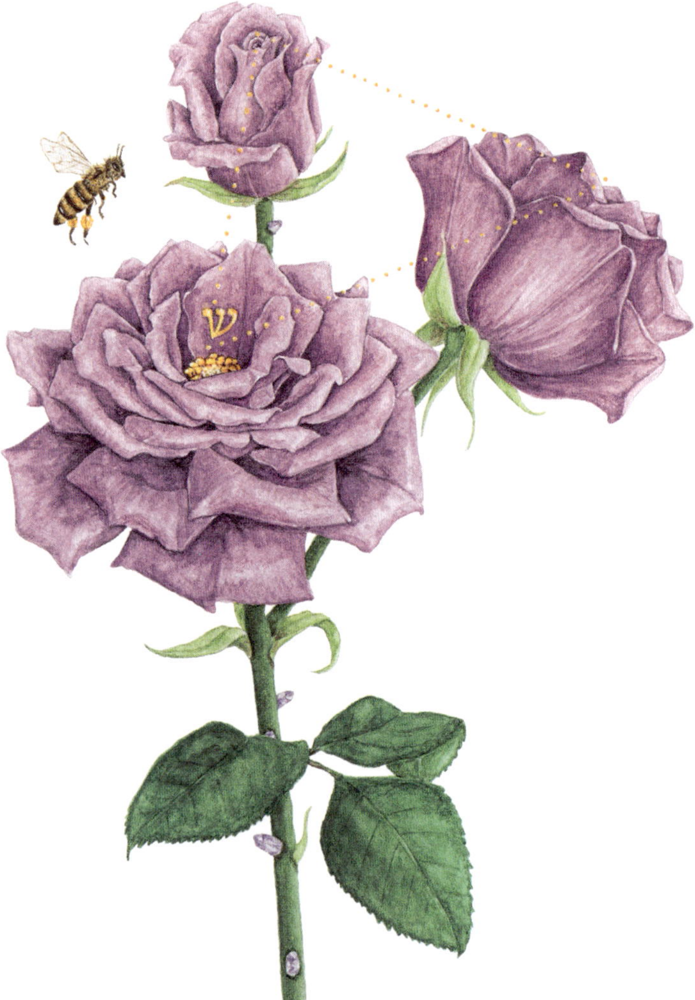
ש

38. LA ROSE MAUVE

POÈME

Je suis la première sainte des saints,
extase béate d'amour pour le divin.
Je suis la Vestale, gardienne du feu sacré*,*
la Myrrhophore, accoucheuse d'huiles sanctifiées.*
Agenouillée, mes pleurs de Madeleine fertilisent la terre,*
je sèche mes larmes de sel sur les pieds
prêts à recevoir ma bénédiction
et je fais descendre la lumière divine sur les peaux en dévotion.
À la Grande Déesse je m'offre cœur, corps et âme,*
Madeleine parmi les madeleines, femme parmi les femmes,
rien ne me retient, je suis libre, complètement libre,
pureté et sobriété,
jouissance de l'immobilité,
je contemple le retour du mouvement premier
et de la simplicité, érigée en paix.
Cultiver ma foi crée de la magie,
ainsi, l'âme agit selon le plan divin.
Je suis l'essence de la première éclaircie,
la récolte délicate de la rosée du matin
témoignant du miracle qu'est la Vie.

MESSAGE DE LA ROSE

Je suis la Rose des dévots, au sens spirituel et non religieux du terme. Je suis la porte-parole des gardien·nes du feu sacré qui se sont libéré·es de tout attachement matériel pour avoir accès à la connaissance divine. Mon énergie créatrice vénusienne est au service de la Grande Déesse ; je suis complètement dévouée au grand principe féminin à la fois incarné et transcendantal. En effet, je spiritualise la matière (le corps) et matérialise l'esprit (la tête), pour atteindre une harmonie spirituelle totale.

Il y a plusieurs manières d'entrer en contact avec moi : la première est de cultiver une présence à Soi de tous les instants. Tout est rituel à qui est profondément lié à l'infiniment grand dans la minutie et la conscience de chacun de ses gestes. Chaque jour est une opportunité de raffiner ton lien à la Présence* du divin. Au rythme de la danse de ton âme, je te propose de cultiver une dévotion inébranlable à ce que tu considères comme sacré. Cela permettra d'être d'autant mieux présent·e à l'autre, notamment dans le cadre de soins. La Myrrhophore en est un parfait exemple : maîtresse des huiles, la Myrrhophore est une alchimiste sensuelle, messagère et poseuse du divin sur les peaux. En cocréation avec la terre, l'esprit du végétal, les plantes maîtresses, résines et encens, elle se dévoue à chaque étape de l'accompagnement, de la guérison et/ou du passage des corps et des âmes. L'idée de « passage » se réfère à la mort comme étant une nouvelle naissance.

Ce qui m'amène à la deuxième manière de te lier à moi : veille à avoir un espace physique qui reflète ta vie intérieure. Il est essentiel d'avoir un lieu pour se ressourcer, explorer et exprimer les rêves de ton âme. Pour exemple, le temple de Vesta est à l'image du temple intérieur de chaque vestale où il règne clarté, pureté et puissance. Étroitement liée aux énergies d'Hestia, la Vestale règne dans son intériorité, dans l'ordre et dans le silence intérieur.

La troisième manière est de revisiter la force de la prière et ta relation à la foi. Prier de toute ton âme crée un canal de possibilités au divin pour qu'il opère en ta faveur. Une prière ouvre à un potentiel de miracles. À propos de la foi, celle-ci permet d'être en cocréation perpétuelle et active avec le divin. Cultiver ta foi nourrit ta vie intérieure, crée de la magie au quotidien et permet de rester ouvert·e malgré les aléas de la vie. Ainsi, l'âme agit et tu vis à un niveau de conscience plein d'amour et de gratitude pour tout ce qui est, y compris l'illusion du contraste et de la séparation. Cette foi est synonyme de paix d'esprit et de cercle vertueux, qui te permet de prospérer dans la vie, de croire en toi, en tes projets et de toujours avancer malgré les embûches. Tu es pur miracle et ta conviction produit des miracles, dans la danse de la réalité.

POUR ALLER PLUS LOIN

Comme d'autres Roses Médecine, je fais le lien entre le ciel et la terre, entre le divin et l'humanité. J'exprime la loi universelle au service du feu sacré. Ainsi, maintenir une hygiène de vie au service de l'énergie vitale est essentiel pour faire vivre la Présence dans ta chair. Il ne tient qu'à toi de préserver et de nourrir ton lien au feu sacré. Je te propose une pratique simple à cet effet : créer un autel en l'honneur du divin en toi.

À titre informatif, l'autel est un espace dédié à faire descendre le divin sur Terre. Il faut savoir qu'à l'origine, un rocher était considéré comme un autel, à l'instar d'un menhir. Selon les traditions et les cultes, l'autel a des formes et des dimensions multiples. Le plus souvent, il est constitué d'une table sur laquelle sont posées les offrandes aux divinités. Il se peut que tu aies déjà un autel, ou que tu n'en aies jamais fait.

Je t'invite à placer cet autel dans un endroit où tu pourras être au calme sans être dérangé·e. C'est ton sanctuaire où tu pourras te reposer, te recharger et t'ouvrir à la contemplation.

Il est le miroir de ce qui vibre en toi et te nourrit.

Offre-toi un temps de recueillement pour entrer en contact avec la Présence du divin en toi. Quelles sont ses couleurs de prédilection ? Ses symboles ? Est-ce qu'elle a un objet fétiche ?

Laisse-toi guider pour personnaliser ton autel avec des pierres de lithothérapie, des coquillages, une photo, des fleurs… Chaque objet symbolise ce qui vit en toi et te soutient sur ton chemin spirituel. Tu peux ajouter sur l'autel une offrande pour les quatre éléments : par exemple, pour l'eau, dispose un petit bol d'eau ornée de pétales de rose, pour le feu, allume une bougie, pour l'air, de l'encens et pour la terre, pose une feuille que tu as ramassée avec respect dans ton jardin ou dans un parc.

Une fois terminé, assieds-toi devant ton autel et observe tes sensations. Tu devrais te sentir bien, à la maison, rempli·e d'amour et de dévotion. Sache que ton autel est vivant et sera susceptible de changer avec le temps, alors n'hésite pas à suivre ton intuition !

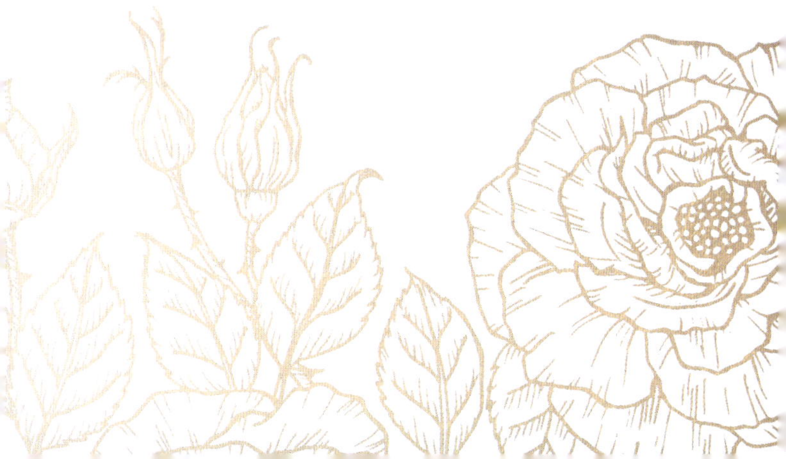

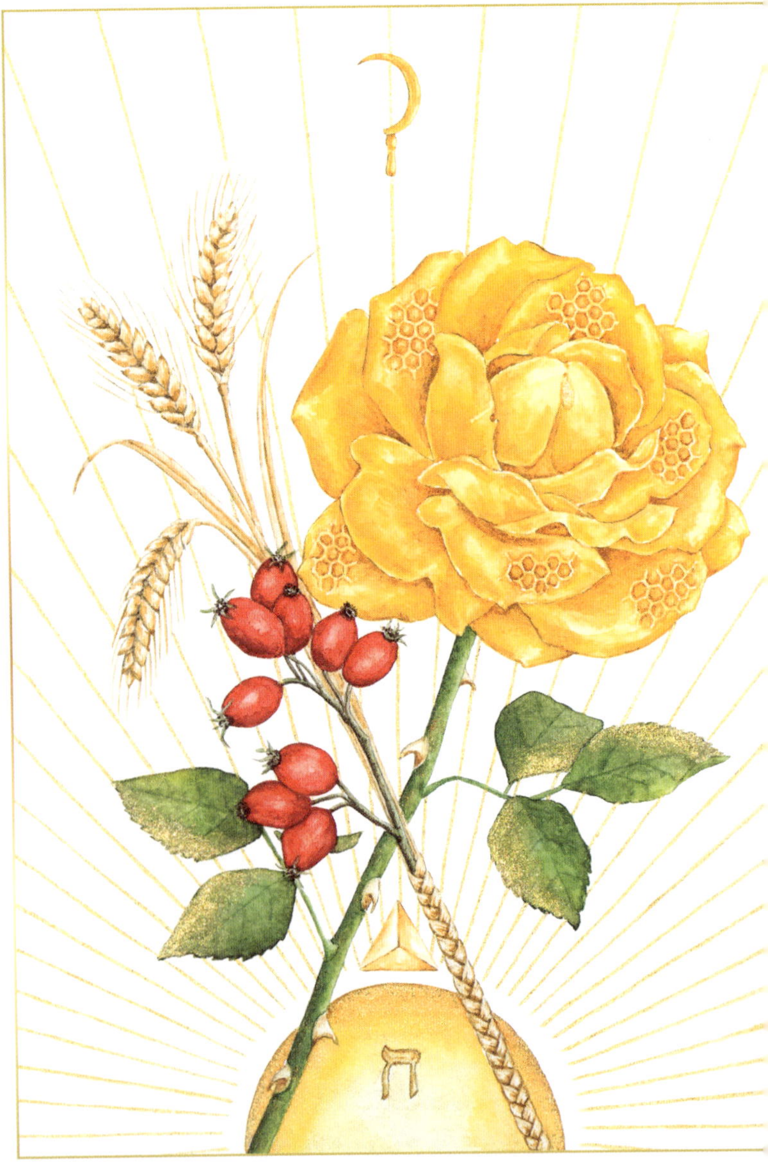
ח

39. LA ROSE MIEL

POÈME

Je te vois, tel·le que tu es vraiment,
nectar divin, germe fécondant,
je suis le miroir de ta richesse intérieure innée
un semblant d'éternité au goût de miel et de blé.

Je suis toutes les étapes du cycle qui ne s'arrête jamais
la graine, le fruit et sa cueillette féconde
le colostrum qui nourrit le monde
le souffle de l'esprit inspiré.

Je suis autant nourrie par le soleil que je le nourris
je suis le goût étoffé de la connaissance qui mûrit
je suis le continuum, l'ouroboros, le disque solaire*
le temps cyclique et non linéaire.

Je suis l'alliance en toi, de ton cœur à tes doigts
qui pétrissent la peau de Déméter
je t'invite à recevoir la valeur chère
de ce que les gens perçoivent de toi.

Face à la mésestime qui te dit « non, je ne vaux pas ça »
tu as le droit inaliénable d'être tout ce que tu es
et de ne plus avoir à le prouver à des figures d'autorité
autres que la tienne, cela va de soi, cher·ère initié·e.*

MESSAGE DE LA ROSE

Généreuse, je suis ce qui coule de soi sans forcer ni s'arrêter. Foisonnante, je suis le temps des récoltes, des moissons et des vendanges. Je te parle de la cyclicité, la rencontre perpétuelle entre la vie et la mort en Soi. Je célèbre toutes tes collectes de sagesse année après année. Cet état d'abondance naturelle peut te sembler ponctuel car il se peut que tu aies tendance à te focaliser sur le manque. C'est pour cela que je suis ici, je viens te rappeler que tu es sage et que ce n'est pas prêt de changer. Lorsque le doute t'assaille et que tu vis une période de sécheresse ou de changement, souviens-toi de ta richesse intérieure. Compte sur elle pour te sentir nourri·e, quoiqu'il arrive.

Je viens te voir quand tu es prêt·e à passer à l'étape suivante de ta vie, notamment sur le plan professionnel. Il se peut que tu éprouves du ressentiment, que tu aies l'impression de faire du surplace. Tu ne comprends pas pourquoi ça n'avance pas… mais qu'est-ce que tu souhaites vraiment ? Es-tu prêt·e à passer le cap et à rencontrer ton succès ? Il a toujours été là, tu le sais, au fond. Peut-être que tu as davantage peur de réussir que d'échouer, d'où ma question : es-tu capable de créer les conditions de ton succès et d'être le contenant pour en bénéficier ? Il est peut-être temps de donner du mouvement à ton monde intérieur, d'offrir ton génie, de semer tes graines de poésie.

Qu'est-ce que tu veux faire de tous ces fruits que tu as récoltés ? Tu sais que si tu les gardes pour toi, ils vont pourrir. Ta coupe va être à ras bord sans en faire bénéficier autrui. Peut-être que tu ne te sens pas légitime, ou que tu penses que c'est égoïste de t'exprimer et de te montrer pleinement. À vrai dire, c'est égoïste de ne pas le faire car des personnes t'attendent pour bénéficier de ta valeur unique. Alors, assume et n'attends plus d'être validé·e.

Tu peux être inspiré·e sans pour autant t'oublier, ceci est une question d'équilibre. Tu es ta figure d'autorité naturelle, tu peux te faire respecter et même remercier pour tout ce que tu es. Je te propose de faire comme l'abeille qui cultive son nectar et tisse un lien profond avec elle. Si tu te sens relié·e à toi-même, tu te sens lié·e aux autres également.

D'ailleurs, je rétablis l'équilibre entre donner et recevoir, qui peuvent dériver vers du forcer et prendre. Je t'invite à faire preuve de discernement sur certaines distorsions subtiles de l'ego faussement bienveillant qui, peut-être, résonneront avec toi. Voici un exemple tout simple : donner son avis à quelqu'un alors qu'il ne l'a pas demandé. Ceci n'est pas donner, mais forcer son avis. Même si c'est dans un but d'aider, demander à partager son avis est une marque de respect. Un autre exemple : tu as peut-être remarqué que quelqu'un a déjà rebondi sur ton histoire pour raconter la sienne, sans attendre la fin de ton partage. Il a pris de l'énergie sans s'en rendre compte. Je ne juge pas ce qui est humain, mais selon moi, l'autorité naturelle de chacun·e consiste à se rendre responsable et respectueux. Il n'y a plus de hiérarchie extérieure, l'autre est considéré comme égal à soi. La seule hiérarchie qui existe est en ton for intérieur.

Donner, c'est recevoir. As-tu remarqué que lorsque tu donnes avec le cœur, tu n'as pas peur qu'on te vole quoi que soit ? N'est-ce pas jouissif de verser ta coupe pleine au monde librement ? Ainsi, je t'invite à être nourri·e par la vie et de nourrir en retour, pour que le flot de l'énergie vitale se perpétue. Je suis le mariage du yin et du yang ; ton cœur lié à ton esprit est protégé et cohérent. Le yang en toi est à sa place, au service du déploiement de ton yin. Il est prêt à te soutenir dans la réalisation de tes projets et de tes rêves.

POUR ALLER PLUS LOIN

Dans cette pratique, j'ai envie de te faire explorer l'importance de la posture comme attitude face à la vie.

Assis·e, le dos bien droit, croise tes bras devant la poitrine et ferme les yeux. Observe les sensations puis ouvre tes bras à l'inspiration comme si tu déployais tes ailes avant de les refermer sur ta poitrine à l'expiration. Refais ce mouvement une dizaine de fois, expérimente le déploiement, puis la rétractation, l'activation puis l'intégration. Vois comme ce mouvement devient une danse entre le yang et le yin, entre le Soleil et la Lune, entre l'action et l'intuition. Tout est cyclique. Observe comment tu reçois l'énergie qui se déploie. Imagine qu'en ouvrant ton cœur, tu es baigné·e de soleil que tu ramènes à la maison. Réalise qu'en te donnant au monde, tu reçois encore plus.

À la fin de la pratique, reviens en position neutre, tout en gardant les bras croisés sur ta poitrine. Ressens l'énergie vitale qui circule librement en toi, l'équilibre parfait nourri par chaque respiration. Imagine que dans la main gauche, tu tiens un épi de blé et dans la main droite, une faucille d'or. Comprends dans ta chair la symbolique de cette union d'abondance.

La prochaine fois que tu veux pratiquer, essaie debout, les pieds bien ancrés au sol. Observe comment ta verticalité permet ton déploiement, qui va de soi.

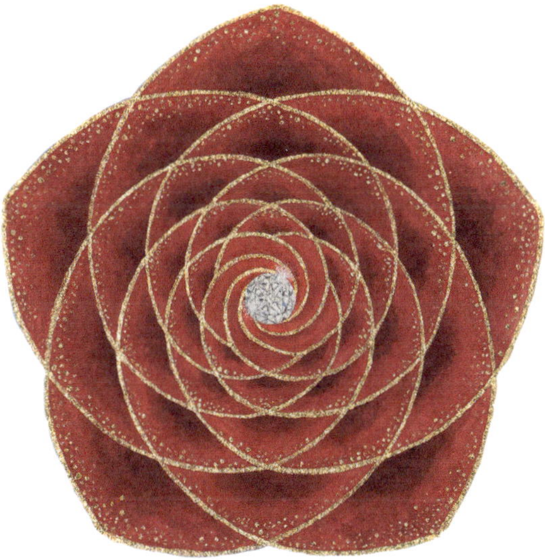

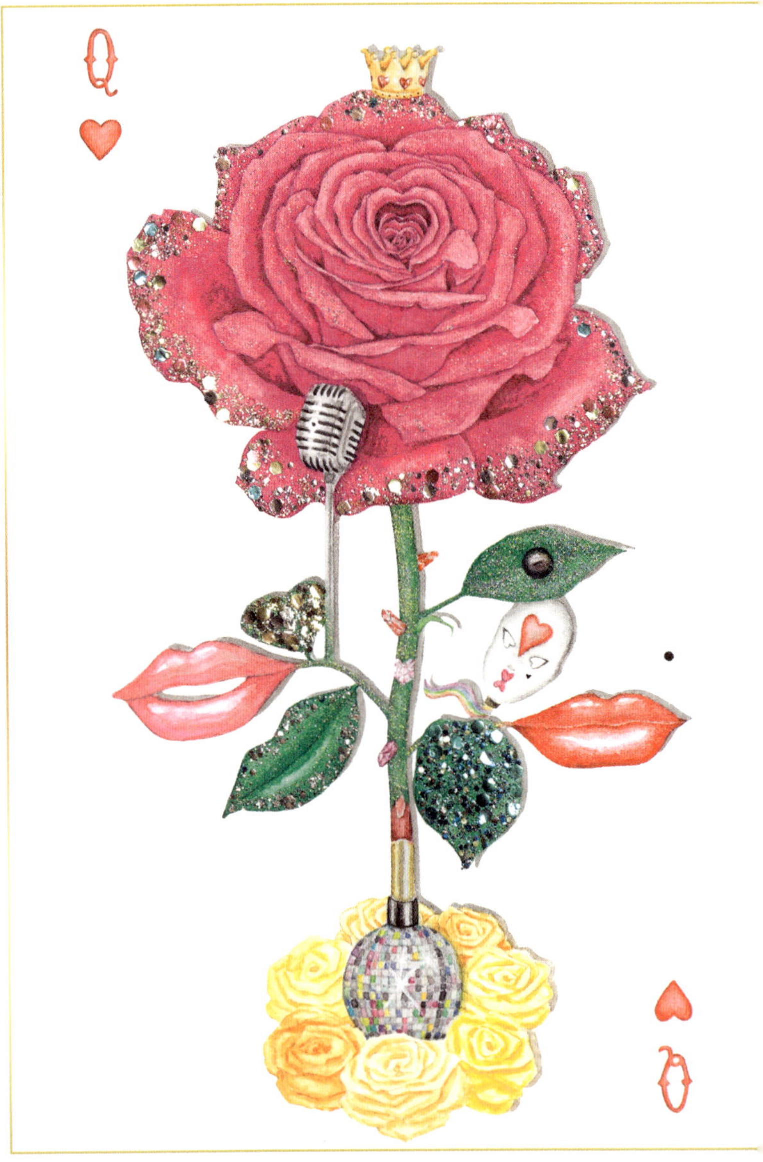
Q
Q

40. LA ROSE FUCHSIA

POÈME

Sur scène, je suis libre,
tout le monde me regarde et j'aime ça,
certains m'appellent la drama queen, *d'autres la diva,*
qu'importe, je suis l'éclat de mille miroirs
qui invitent à se voir
et à oser être encore plus soi.

La lumière me reflète et je reflète
à mon tour l'autre dans son humanité,
D'ailleurs, viens me rejoindre dans la lumière !
Oui oui,
Toi !
Tout le monde n'a d'yeux que pour toi,
qu'est-ce que ça te fait ?
Ton cœur chavire,
tes paumes transpirent,
ta respiration s'accélère,
ta voix bégaie,
tu as un message à passer,
je te tends mon pétale à paillettes
pour que tu sortes de l'ombre ta tête
vers la lumière de ta consécration.

Je t'invite à te donner la permission,
à oser
pour toutes les fois où tu ne l'as pas fait,
toutes les fois où tu t'es refusé·e,
où tu as nié ton corps,
ton apparence, ton sourire
tes larmes, ta voix d'or
tes élans spontanés, tes soupirs.

MESSAGE DE LA ROSE

Je rends grâce à toutes les parties de ton être qui ont besoin d'être vues et appréciées. Je célèbre toutes les couleurs singulières de ton humanité et je t'encourage à être entier·ère, quitte à en faire trop. Quel est le risque ? Qu'as-tu vraiment à perdre ? Ta dignité, tu répondras, fort bien, c'est compréhensible. Néanmoins, je ne le vois pas de cet œil-là, bien au contraire, j'y vois une grande invitation à lâcher prise et à s'amuser ! Je vois la vie comme un jeu où le je se fait plaisir sans se soucier du regard de l'autre. Rose séductrice et séduisante, je te parle de liberté assumée, ce qui fait franchement du bien. Je suis comme une boule à facettes qui change de masque et de costume pour refléter ce qui la meut à l'instant t. Je choisis de me parer de mes plus beaux bijoux, de m'habiller dans des matières qui me font voyager, d'être un personnage haut en couleur pour vivre encore plus l'excentricité, sachant que c'est temporaire. Je mets les artifices à mon service, tout en ne m'identifiant à aucun, ce qui me rend complètement libre.

Je t'encourage à sortir de ta zone de confort sans paniquer, pas après pas. Je te pousse à être remarqué·e par autrui. Ainsi, tu te sens un peu plus vivant·e, dans un temps qui s'élargit, où l'espace est tout autre. Il ne s'agit pas d'un m'as-tu-vu mais de se revoir, de se récupérer entièrement humain·e. Garde en tête que l'autre qui te juge se juge ; vous êtes toutes et tous miroirs les uns des autres de votre lumière éclatante et de vos failles, parfois béantes. Apprends à aimer ton humanité, ses jeux de paillettes, ses couleurs vives, ses applaudissements, ses contrastes, ses libérations, ses masques et ses illusions aussi.

Au-delà de tous ces jeux, je te fais comprendre que tu émanes déjà tant en silence, paradoxalement, par ta simple présence. Est-ce que tu en as conscience ? Tant déjà se fait sans avoir à faire. Tu peux être une véritable guérison pour certaines personnes car ta lumière singulière touche leurs cœurs. Alors, lorsque tu décides de sortir de ta zone de confort et de monter sur scène, de manière symbolique, au risque de déplaire et de déranger, rappelle-toi que le pas le plus important a été fait. Tu l'as décidé, et tu n'as rien d'autre à faire ni à forcer. Et tu peux décider que c'est déjà bien assez, car tu es suffisant·e, tel·le que tu es. Tu as tendance à l'oublier, pressé·e d'endosser le costume de quelqu'un d'autre pour te cacher. Être soi est déjà un grand numéro en soi. Quand tu te l'autorises, tu autorises l'autre à se montrer tel qu'il est aussi. Une flèche du cœur conscient perce la cuirasse des jugements, le lien se fait, tu donnes et tu reçois encore plus en retour. Tu ignores l'impact que tu peux avoir sur l'autre lorsque tu te dis « oui », avec ou sans masque, là n'est pas la question. Tu peux penser que c'est égoïste de s'exprimer et de « prendre sa place », ce serait égoïste de ne pas le faire, en réalité ! À quoi bon mettre le frein à main à ta Ferrari pour prétendre être une deux-chevaux ? Il faut une énergie débordante pour retenir ce qui veut s'exprimer librement.

Je serai toujours derrière toi, que tu sois en rendez-vous amoureux, en réunion de travail, en conférence, ou simplement à un repas de famille, pour t'inviter à te dire « oui » au sein du collectif, et ne plus te cacher. Assume le rôle que tu décides d'incarner sans te juger, et rappelle-toi que tu n'es pas ces masques, mais la Présence* qui se joue des masques.

POUR ALLER PLUS LOIN

Que ce soit pour mieux te comprendre, t'assumer ou avoir plus confiance en toi, je t'encourage à te mettre en scène. Pour ce faire, il y a pléthore de manières : que ce soit le burlesque, le mime, le cirque, le théâtre japonais, le théâtre classique, l'improvisation, la danse, le chant… Laisse-toi inspirer et explore l'art scénique qui répond au mieux à tes envies ! Sens ton cœur battre la chamade, sens-toi plus que vivant·e dans ces instants de précipices où tu te récupères par le pouvoir du jeu et de la désidentification. Créatrice d'ambiance, je te montre comme il est important de s'immerger dans un espace que tu choisis consciemment pour entrer dans la peau d'un personnage qui t'anime. L'art de se mettre en scène est un rituel du début à la fin. Joue avec la matière des jeux de scène et de magie, explore tes émotions brutes et les sensations de ton corps. Mets en mouvement l'histoire d'un personnage qui te touche. Invite le son à transmettre un message. Danse pour libérer ton être. Il n'y a pas de limites dans l'expression de toutes tes couleurs, seulement celles que tu poses.

Il paraît que la peur d'être sur scène passe avant la peur de mourir, pourtant cette scène est mon lieu-refuge. La peur est même un moteur pour y aller, pour explorer, pour exister et pour se révéler. Alors, utilise cette peur à bon escient ! Apprends à la dépasser par le jeu et l'autodérision ! La peur d'oser face au regard de l'autre disparaît dans la lumière pour ta libération.

Rappelle-toi : le jeu est un prétexte à passer le cap pour oser ! Alors ? Quel art t'appelle ? Je t'attends sur scène !

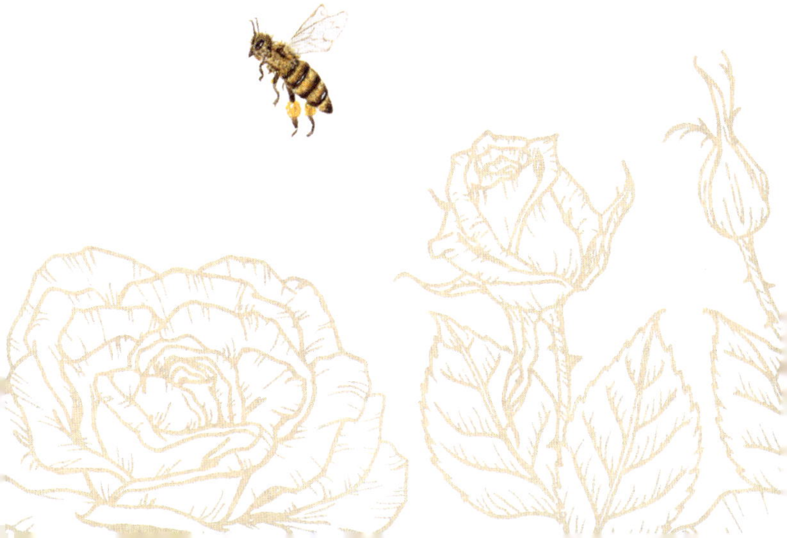

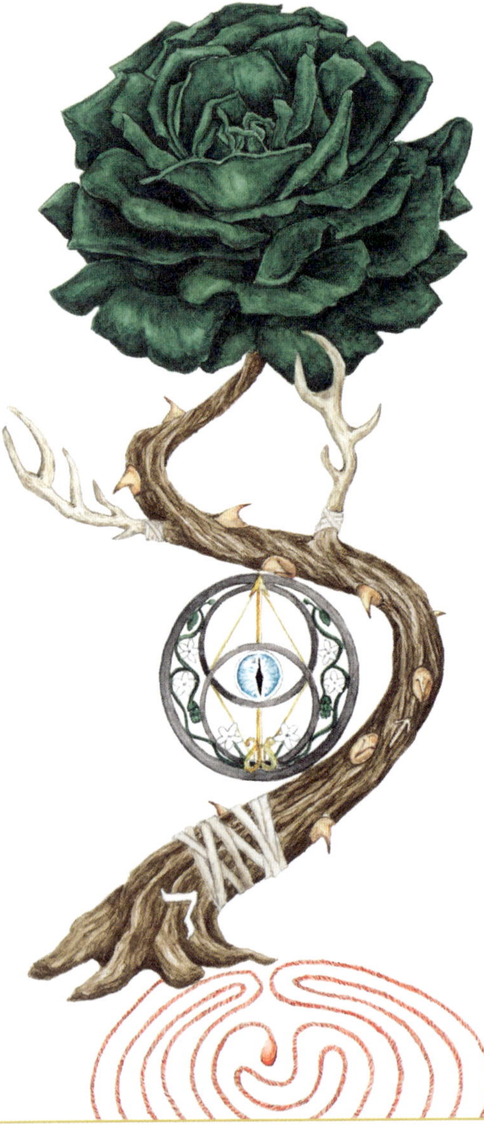

41. LA ROSE VERT FORÊT

POÈME

Je suis un vieux sage venant éclaircir ta voie,
je suis la Présence en toi.*
Je sublime ce qui est transmis,
et se transmet, de vie en vie.
Je mets en lumière ce qui veut jaillir du fond de ton cœur,
je suis la voix de la sagesse qui demeure,
je te parle de vocation, de ta vocation,
de ta grande vision
Quelle est-elle, le sais-tu ?
Te souviens-tu cher enfant,
de ton rêve, de tes rêves grands,
Te souviens-tu ?
Je suis ton grimoire de vie qui te suit
depuis la nuit des temps
détenant la recette de ta potion magique
dont tous les ingrédients sont tes dons d'antan
prêts à servir ta vocation, car il est temps !
Tu trouveras tes secrets dans l'expérience initiatique,
au lieu de penser ta sagesse, vis-la dans le mystique.
Les livres seront toujours là pour te confirmer
Ce que tu sais déjà mais
les expériences elles, n'attendent pas !
Elles tissent et révèlent la richesse de ta toile magique.

MESSAGE DE LA ROSE

Je suis tel l'arbre sage qui te regarde avec beaucoup de bienveillance et de fierté. Tu en as fait du chemin, est-ce que tu t'en rends compte ? Je ne te parle pas seulement de cette vie-là, mais de toutes tes vies incarnées depuis que ton âme a choisi d'apprendre dans cette réalité.

Tu as déjà tant appris et tant transmis, aussi. En réalité, tu es bien plus âgé·e que moi, si si, je te le promets ! Seulement, parfois, tu peux l'oublier. Et je viens te le rappeler. Je viens te rappeler la vocation de ton âme. Tu auras remarqué que souvent, ta vocation a quelque chose à voir avec ton rêve d'enfant lié à ta mission de vie. C'est ce que tu es venu·e réaliser ici, cher·ère initié·e* : nous rendre grâce avec ta sagesse arc-en-ciel. Tu es venu·e apporter ta valeur unique au monde, constituée de tes dons multiples. Si tu vis ta vocation, alors mes félicitations, tu es bel et bien en symbiose avec ton âme, ton cœur et ton esprit.

Si tu ne la vis pas, interroge-toi : qu'est-ce qui t'en empêche ? Que ce soit l'éducation, la société, ton juge intérieur, tu sais que ton âme continuera à chercher à exprimer sa grande vision. Nul besoin de t'inquiéter, marcher sur ton chemin est le pèlerinage d'une vie, mon enfant. Il se peut que tu sentes la hâte d'avancer, la dispersion, le doute. Cela est complètement normal. C'est le jeu de la Vie qui défie ton bon sens ! Rappelle-toi que le temps est toujours ton meilleur allié et que ta vocation n'est pas dans les modes d'emploi, mais dans ton grimoire de vie écrit par l'expérience.

Cependant, avant même de vouloir suivre ta vocation, il est primordial de s'incarner en premier lieu. Ton âme a choisi ton corps pour cela ! Vois-tu, c'est par ton incarnation que tes apprentissages se feront et que tes savoirs se transmettront. Aussi, je t'invite à solidifier ton socle en plongeant tes racines dans la terre. Fais appel à la Rose Terre pour t'ancrer comme l'arbre de vie qui s'élance dans toute sa grandeur et qui touche les étoiles de la pointe de ses branches. Imagine que chaque étoile que tu perçois est un don, un bout d'évangile, une pièce de ton puzzle d'âme. Tu peux en activer la mémoire en touchant le cœur de cette étoile, laissant couler sa poussière nectar dans ta branche jusqu'à ton cœur émeraude. Par un élan de vie soutenu, tu peux déployer toutes tes branches en sécurité, et ainsi faire briller ton arc-en-ciel unique, chanter ta mélodie primordiale, vivre ta vocation.

À l'instar de la Rose Pierre, je te parle aussi de tes racines pour honorer ton territoire de naissance et découvrir ses trésors. Si ton âme a décidé de s'y incarner, c'est qu'il y a une raison. Cela ne signifie pas pour autant de nier les appels d'autres terres, plus lointaines. Peut-être qu'il est temps de récupérer des codes clés liés à certaines de tes vies passées pour pouvoir ouvrir les portes de ta vocation dans cette vie.

Je suis le juste équilibre entre le savoir intuitif et le savoir intellectuel. Aie confiance en ces symboles qui te parlent naturellement, ces talents innés, ces reconnexions d'âmes qui te réjouissent. Aie confiance en ton corps et en ton intuition qui te guident vers l'expérience directe de ta sagesse, sans avoir à passer par les livres. Certes, ils sont importants car ils te donnent des pistes, des clés de lecture et des confirmations sur ton chemin spirituel, mais ils ne peuvent t'offrir ce que tu portes déjà en toi : la sagesse innée de ton âme.

POUR ALLER PLUS LOIN

Il se peut par exemple que dans cette vie, tu aies la main verte. Cela tombe bien ! Celle-ci ne se trouve pas dans les livres, mais au bout de tes doigts plongés dans la terre. Avec cette magie, je suis la rose des druides et druidesses, des herboristes. Je te lie à une sagesse ancestrale profondément liée au Vivant.

Avant de te parler des arts de la botanique, d'herboristerie, d'élixir ou de spagyrie, je t'invite à expérimenter avec le végétal, le minéral, les éléments. Tu peux créer un mini-potager, jardiner, prendre soin de plantes, apprendre à les connaître. Tes premières amours se sont sans doute passées dans la forêt, quand tu étais petit·e, et que tu n'avais pas de nœuds dans la tête sur qui était quoi. La joie et le jeu t'emportaient vers telle ou telle exploration ! Gaïa t'appelle et te guide subtilement, elle te voit comme je te vois. Elle te voit être partie intégrante du grand tout, magicien·ne.

La médecine verte commence par la simplicité et s'élabore avec l'expérience. Bien sûr, les livres peuvent t'aiguiller, te guider et te protéger, mais seul ton cœur sait ce qui vibre et ce qui ne vibre pas. La curiosité et l'innocence sont tes alliées, fais-toi confiance, tout est déjà là ! Laisse la médecine des sens te montrer, laisse-toi appeler par une plante, entre en contact avec elle avant de lire sur elle. Tu comprendras pourquoi celle-ci et pas une autre t'a appelé·e à ce moment-là. La vie est tellement plus excitante de cette manière, lorsque tu pars en quête initiatique et que tu relies les indices comme une constellation.

La prochaine fois que tu te baladeras en nature, emmène-moi avec toi dans un coin de tes pensées pour que je puisse honorer ta merveilleuse intelligence sensuelle !

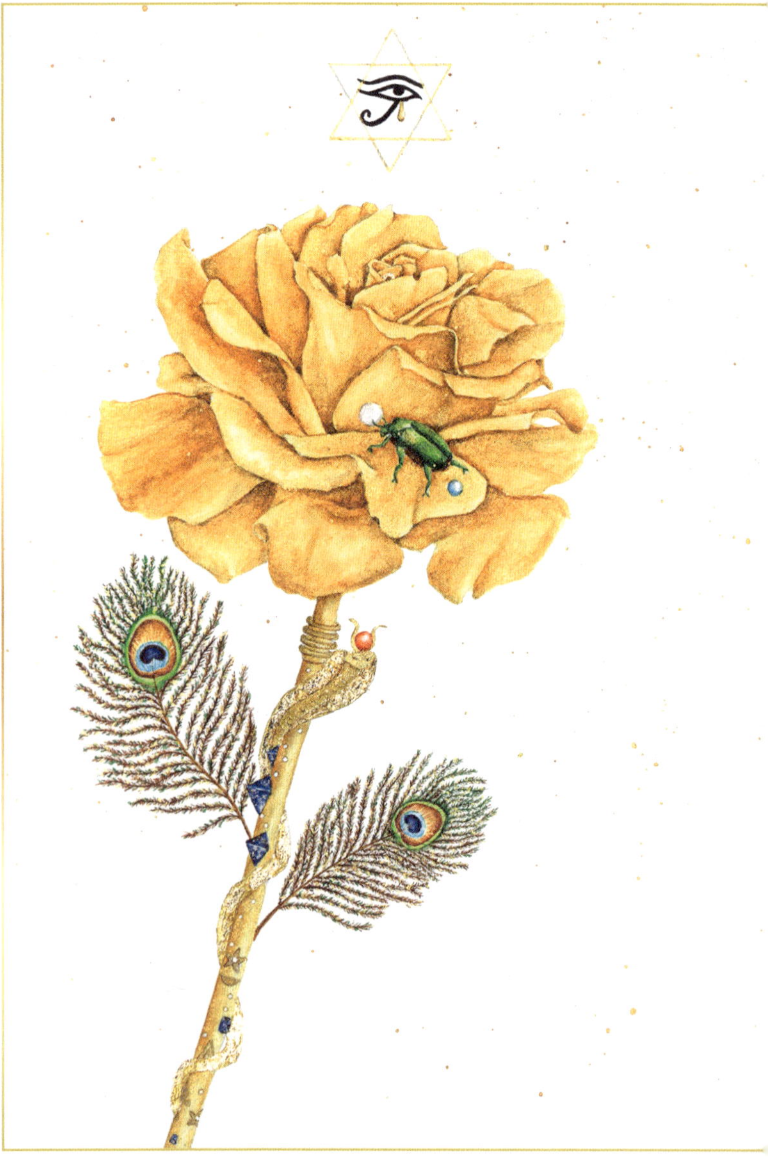

42. LA ROSE OR

POÈME

Je suis la prêtresse des temps anciens venue
insuffler le paradigme retrouvé.
Porteuse d'une transmission infinie des savoirs les plus sacrés,
je suis l'auréole posée sur ta tête couronnée,
de mon métal solaire venu des étoiles, je t'adoube, initié·e,*
au service de la connaissance éclairée.
Dense et tendre, je danse et dévoile
la richesse de ton alchimie d'or et de succès,
plus rien n'obstrue la lumière en toi,
plus rien ne l'empêche de passer.

Propice à la paix intérieure,
je réunis le un dans toutes ses manifestations.
Je suis abondance en dévotion,
l'attrape-soleil venant refléter la sagesse de ton cœur,
toujours je demeure dans les bras de la Grande Déesse,*
je suis la promesse parée d'or et d'allégresse.

MESSAGE DE LA ROSE

Je suis à la fois la clé et la porte d'accès aux plans célestes. J'exerce ma verticalité pour être l'*axis mundi** entre le ciel et la terre, à l'image des pyramides de Gizeh. Ma cohérence intérieure maintient le fil d'Ariane avec le monde. Mon alignement nécessite la pleine présence à soi, le vide intérieur, la purification d'énergies basses, l'engagement et la volonté de rentrer en résonance avec la sagesse divine au quotidien.

Je porte en moi les étoiles et le soleil dont les rayons ne cessent de briller. Pourquoi est-ce que je te fais autant d'effet ? Car je réfléchis ce qui demeure en toi. Je reflète tes rayons intérieurs et je t'invite à voir en toi le divin que tu projettes hors de toi. J'arrive lorsque tu es à la fin d'un grand chapitre de vie, voire d'une quête. Je suis là pour couronner l'être divin qui s'est retrouvé en toi, car tu as enfin compris qui tu es, tu as enfin compris les mécanismes de ton alchimie psychique et spirituelle. En effet, je suis la connaissance éclairée qui n'est pas faite de savoirs accumulés mais de l'expérience du chemin initiatique à des fins d'acceptation et de compréhension de ton âme. Pour goûter à cette connaissance, tu es amené·e à identifier et à lever les voiles qui te séparent d'elle. Tu transformes ton plomb en or, ton plomb étant ce lot de voiles, l'or étant la réalisation de ton être divin. Tu visites tes profondeurs pour aller déceler tes trésors les plus bruts.

D'ailleurs, la Rose Océan est une merveilleuse guide pour t'accompagner afin de mettre en lumière tes profondeurs inconscientes de sorte que jaillisse ta vérité tout entière, omnisciente, omniprésente et toute-puissante.

Je t'invite à transmettre, à faire briller ta zone de génie et à être remercié·e pour cela, notamment par l'abondance financière. Je balaie du revers de mon pétale doré la croyance que spiritualité et argent ne font jamais bon ménage. Regarde l'image de la Tempérance du Tarot de Marseille avec ses deux coupes : si ta coupe intérieure reste constamment figée et à ras bord, il y aura frustration, un sentiment de ne pas être à ta place et de stagner, car ta coupe extérieure est vide. Apprends à faire confiance au flot créateur de la Vie qui te traverse, tu es toujours soutenu·e pour offrir ta valeur au monde et recevoir les cadeaux de tes cadeaux.

Tu es semblable à un diamant brut, raffiné par la Vie, façonné par le temps, au contact d'impuretés minérales : unique. Tu es déjà remercié·e pour tous tes accomplissements, tes erreurs, tes échecs. Ton cœur n'a rien à prouver et détient en lui toutes les dimensions de ta richesse. Tu as le pouvoir de briller de pleins feux, d'étendre ta lumière au-delà des prismes du mental et ainsi de vider ta coupe d'Or au monde qui a soif de toi.

POUR ALLER PLUS LOIN

Je suis là parce qu'il est temps de te couronner d'or et d'étoiles. Ceci n'est pas une question de mérite, mais de droit le plus absolu (je dirais même de devoir !). Pour ce faire, je te propose de t'habiller avec un vêtement que tu aimes et qui te met en valeur. Tu vas t'asseoir devant un miroir qui te reflète jusqu'à ton buste, idéalement de la tête aux pieds. Respire amplement et regarde-toi. Observe les pensées qui virevoltent, il se peut que ton juge intérieur ne se gêne pas pour te faire un commentaire. Inspire la compassion envers toi-même et expire le désamour, la sensation de ne pas être assez. Peut-être que des émotions viennent colorer ton paysage intérieur, accueille ce qui est. Accueille-toi tout·e entièr·e.

Maintenant, visualise mon cœur de pétales d'or au-dessus de ta tête. Je respire à ton rythme. Petit à petit, je me transforme en couronne, qui sied à merveille à ton port de tête. Regarde-toi dans le miroir, royal·e. Tu es né·e légitime et souverain·e. Remercie toutes les expériences et les personnes qui t'ont fait douter et t'ont incité·e à retrouver ton royaume.

Lis ce texte et regarde-toi de temps à autre : « Il se peut que dans la vie de tous les jours, tu sois inspiré·e par certaines déités. Je t'invite à incarner leur essence sans pour autant oublier la tienne, ce qui demande un équilibre intérieur permanent. Tu es à l'image du pharaon et de la prêtresse grâce à qui les dieux et les déesses continuent d'exister sur Terre. Imagine qu'ils se prosternent à tes pieds et te remercient pour ta dévotion. Il n'y a rien d'arrogant ni d'égotique, car tu te dépouilles en permanence pour laisser le divin te traverser. Te faire entendre n'est pas honteux, c'est honorer ta voix unique. Se prendre pour une reine ou un roi n'est pas présomptueux, c'est respecter le miracle que tu es. En vérité, si tu es à ta place, tu n'écraseras personne. Pose tes limites, rayonne ta puissance, valorise tes choix et tes idées. Montre de quoi tu es capable, sans avoir peur de déranger ou de faire de l'ombre. Le monde a besoin de toi dans ton rayonnement absolu. »

Avec des airs de Rose Argent, je te tends ma tige dorée en guise de sceptre pour affirmer ta légitimité en tant que reine ou roi au sommet de ta puissance. Prends le sceptre dans ta main gauche et pose-le près de toi. Il symbolise ta verticalité, l'érection de ton être dans son aspect yang, l'alignement de ton cœur-corps-esprit. Mes épines renvoient à ton discernement pour tracer les frontières de ton royaume et te défendre au besoin. Tu peux pointer ce sceptre vers le ciel depuis la terre, pour recevoir l'inspiration de l'esprit et de son Verbe créateur. Ce sceptre représente aussi le bâton du pèlerin, l'humilité du chemin initiatique. Lorsqu'il est temps d'avancer, il te maintiendra ancré dans ton équilibre, dans l'ici et maintenant.

Inspire profondément, avec gratitude, pour ce couronnement. Regarde-toi dans le miroir et visualise mon cœur et ma tige fondre petit à petit sur ton corps pour faire partie de toi. Relève-toi et observe ta posture, ta démarche, ton port de tête. Marche en te rappelant qui est dans le miroir.

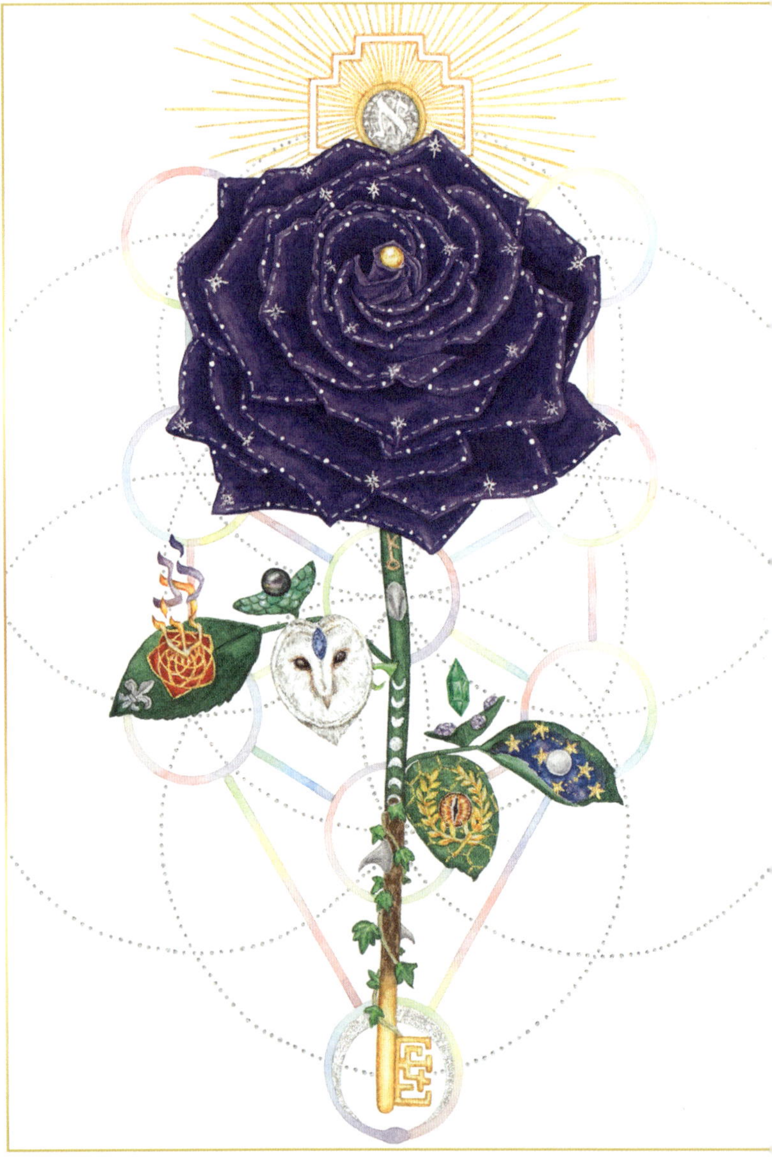

43. LA ROSE VIOLETTE

POÈME

Je suis le masculin révélateur
du féminin initiateur,
le bâton du pèlerin qui accompagne chacun de tes pas,
la conscience qui ne s'oublie pas.
Je suis la structure qui te soutient,
la maîtrise du magicien
le retour à la source quand tu cherches la fin.
Flamme violette mystique,
miroir alchimique initiatique,
je suis aller et retour cyclique.
Mandala du cœur en mouvement,
je suis le commencement après le dépouillement,
l'épiphanie de la montée vers l'esprit
le pas sage infini
rythmé de patience
qui donne un sens à ton existence.
Je suis la rencontre entre l'immanence et la transcendance
prière marchée engagée
je suis la voie de l'unité,
le chemin qui t'invite à te dépasser.

MESSAGE DE LA ROSE

Eurêka, te voilà ! Bravo, cher·ère initié·e*, tu es arrivé·e ! Invité·e par ma sœur la Rose Pourpre, tu as inséré la clé dans la serrure de ta conscience et… te voilà au centre de toi-même, au cœur du cœur de ton propre labyrinthe, celui de la Rose. Tu as mis la lumière sur l'envers du décor où je me tiens. Je te félicite, car quoi que tu fasses à présent, tu es officiellement un·e magicien·ne. Chacun de mes pétales a été une initiation en soi. Tu as su faire confiance à ce qui s'est présenté à toi. Tu as acquis la persévérance, la résilience et la réjouissance face aux épreuves. Tu as compris les enseignements de certains conflits, tu as fait preuve d'une grande patience. Tu as gardé la foi face à l'imprévu, face au noir absolu. Tu as toujours su, même si tu ne savais pas où tu allais, car tu sentais que quelque chose de précieux t'attendait. Un secret, un don, une perle de sagesse dont tu ne pouvais estimer la valeur. Tu as choisi le discernement face à tes propres ombres, tu as réalisé le grand œuvre alchimique maintes et maintes fois, vécu maintes et maintes morts à la recherche de ta pierre philosophale. En marchant dans ton labyrinthe, tu as compris que ce n'est pas le trésor en soi qui comptait, mais chaque pas qui t'a mené·e à lui. Tu as toujours été la flèche et non la cible. Marcher le chemin revient à être le chemin, en réalité. Une traversée profondément intime, en résonance avec le divin. C'est cela qui a forgé la personne que tu es aujourd'hui. Ta magie s'est développée dans l'expérience initiatique mystique, dans le silence de la *sub rosa**, au cœur du mystère de l'existence. Tu as appris à te connaître comme jamais auparavant. Tu as su ne pas rester paralysé·e par les épines qui ont façonné la personne que tu es devenue, sans pour autant te définir. Tu as appris à transformer tout lieu de blessure en lieu de guérison par la force de ton amour résilient. Tu as senti la puissance du ciel et la force de la terre qui t'ont soutenu·e. Comme l'arbre de vie, tu t'es verticalisé·e dans toute ta splendeur sans pour autant te rigidifier. Tu t'es réaligné·e cœur-corps-âme-esprit, de la tête aux pieds, redressé·e dans ta vérité, incarné·e dans ta réalité, prêt·e à t'engager fermement dans la vie, au service du Vivant. Tu es sans doute repassé·e par les mêmes endroits, par le même type d'expérience encore et encore… jusqu'à ce que tu comprennes ce qu'il en était, vraiment. Tu t'es peut-être perdu·e pour mieux te retrouver, notamment grâce au bon sens de ton intuition. Prêt·e à recevoir la grâce à tout moment, tu as su te pardonner pour mieux avancer. Tu es allé·e vers ta propre réconciliation.

Regarde tout le chemin parcouru, quelle épopée ! Transformé·e, tu vois que ce labyrinthe est comme un oignon, que chaque couche enlevée est une partie de toi honorée. Et maintenant, tu te retrouves au cœur de toi-même, nu·e, avec pour seule peau la toute première, l'enveloppe de ton âme. Tu as décidé d'arrêter de te faire faux bond, et d'être qui tu es, dans ta fragrance unique. Tu as expérimenté, non pas avec le mental mais avec le cœur et les tripes, ce voyage initiatique. Tu as compris dans la chair toute la profondeur de l'alchimie de la Rose ! Dans ton *axis mundi**, tu brilles à présent. Il n'y a plus à prouver, plus à douter. Tu es.

Je t'invite à prendre le temps d'intégrer tous ces enseignements. Comment est-ce que tu leur donnes vie au quotidien ? Par l'expérience, tu deviens ton propre maître qui crée sa réalité. L'intérêt de tout cet apprentissage, aussi, est de le transmettre, car bon nombre de personnes seraient inspirées par ton parcours ! Tu as exploré ton intériorité pour l'offrir au monde, alors va maintenant, sème tes graines de sagesse. D'autres aventures t'attendent, tu n'es pas au bout de tes surprises !

POUR ALLER PLUS LOIN

Dans cette pratique, je te propose un travail de réflexion. Qu'importe l'étape de ton chemin, la vérité est que tu es et que tu seras toujours en chemin, jusqu'à la fin de ta vie. Rappelle-toi, lorsqu'un cycle se termine, un autre prend vigueur. Même si je suis une Rose d'accomplissement, je suis la première à te rappeler que ce qui compte est l'initiation, soit l'apprentissage de la maîtrise des mystères de la vie par l'expérience directe. Ainsi, je vais te demander de réfléchir sur ta présente initiation : de quelle nature est-elle ? Quels sont les défis que tu rencontres ? Quelles sont les Roses Médecine qui t'accompagnent ?

Si tu te sens à la fin d'un apprentissage, prends le temps de réfléchir à ce qu'il est venu révéler en toi. Qu'est-ce que tu as dû laisser en chemin ? Quelle Rose Médecine peut t'aider à intégrer les enseignements ? Si le cœur t'en dit, je te propose de te référer au tirage « Chemin de la Rose initiatique » en début de livret pour t'accompagner.

Si tu es au début du chemin et que je suis la première carte que tu tires, mon message est de ne pas aller plus vite que la musique, et de faire confiance à ce qui se présente à toi.

Cultive ton lien à la Présence*, c'est elle qui te fait voir dans le futur, qui te fait sentir ce qui est juste et ce qui n'est pas juste. Laisse les signes et les synchronicités te souffler la direction à suivre. Ce que tu entreprends à mes côtés est un acte de foi, un travail d'intuition au quotidien, où ta sensibilité est à fleur de peau. Fais appel à ton/ta magicien·ne intérieur·e qui te montrera comment cocréer avec la réalité, l'intention et l'attention au verbe étant des fondamentaux, comme tu le sais. Sur quelle onde de fréquence est-ce que tu veux vivre Ta vie ?

Je suis ton sage intérieur qui te fait voir toutes les versions quantiques de toi-même. Tu les as sans doute vues en vision. L'une d'entre elles t'attend, en ce moment même. Quelle est-elle ? Qu'est-ce qu'elle fait, où est-elle ? Laisse cette version de toi-même te montrer quoi faire pour la rejoindre et fusionner avec sa réalité. Demande-lui quelle est la prochaine étape et mets-toi en chemin, avec confiance. Va, nous veillons sur toi.

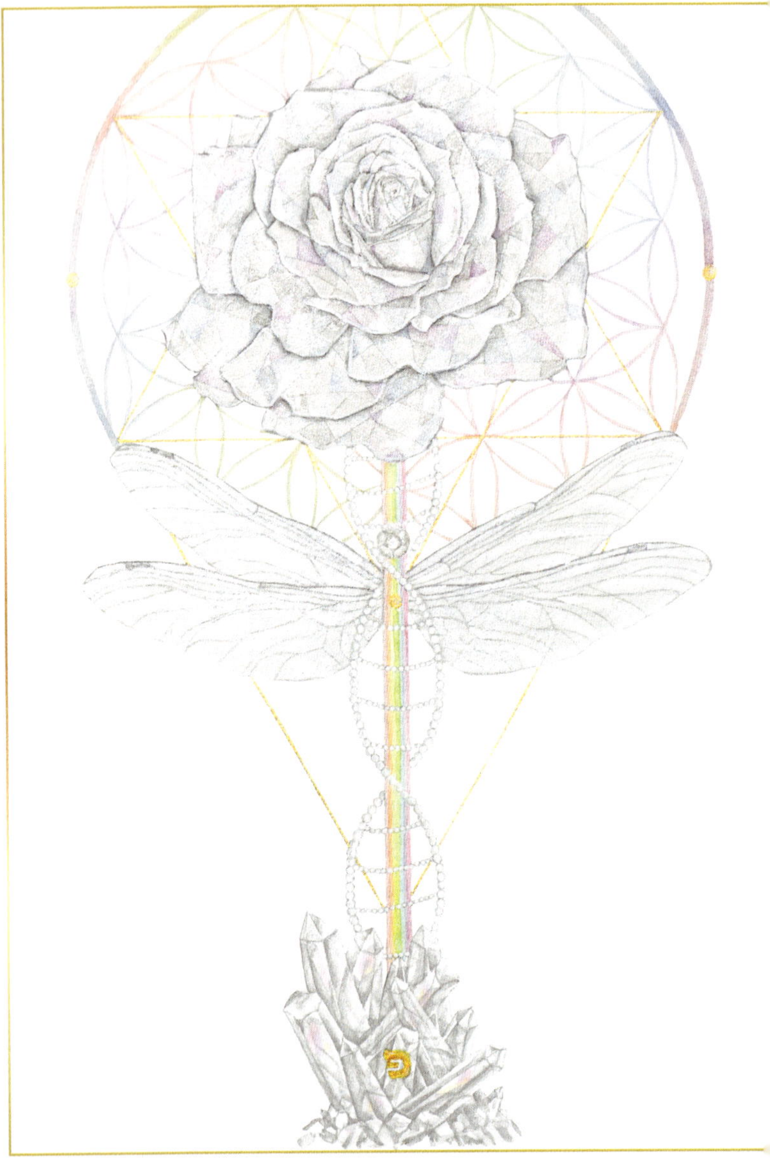

44. LA ROSE CRISTAL

POÈME

« Beautétoilée », je sensibilise tes sens,
pour palper l'indicible,
rendre l'invisible, un visible,
je saupoudre de lumière ton être pour qu'il agisse en conscience.

Je suis fractales de microcosme
reflété dans le macrocosme,
pluie d'étoiles et fées qui dansent,
je suis l'esprit qui se voit dans l'empreinte
cristalline de la Présence,*
je suis tous les visages du féminin qui s'offrent au monde,
la source de la source, qui te crée à chaque seconde.

Je ne connais pas de limite car je suis au-delà du mot humain,
pur diamant, je reflète la conscience du divin.
Omnipotente, indestructible, éternelle,
ma tige plantée sur Terre baigne mon cœur ouvert au Ciel.

MESSAGE DE LA ROSE

Je me tiens derrière le rideau de la grande scène de théâtre appelée la Vie. Conscience qui se conscientise, je suis semblable à une boule à facettes faisant danser l'arc-en-ciel des émotions, l'arc-en-ciel des visages de la Grande Déesse*, l'arc-en-ciel des manifestations du Vivant en toi. Je demeure dans chaque brin d'herbe, chaque son, chaque atome, chaque millimètre de toute création. Je baigne dans l'harmonie du Vivant et je t'invite à m'appréhender par la géométrie sacrée, les symboles, les lettres hébraïques, le Yi King[1]...

D'ailleurs, je te vois tourner en rond, appelé·e à découvrir d'autres contrées de ta conscience, à aller un peu plus en profondeur dans ta magie, sans pour autant y aller pleinement car ton ego, lui, n'est pas d'accord. Il a peur que tu le mettes dehors et c'est compréhensible. Sache que je ne suis jamais loin pour veiller. J'évalue ta conscience, ses apprentissages et fulgurances, j'observe tes formes-pensées[2], tes croyances qui te gardent bien au chaud dans ta zone de confort. Tu rêves d'en sortir, tu le clames parfois haut et fort, mais tu ne sais

1. Le *Yi King* ou *Yi Jing*, autrement dit « Le Livre des mutations », est un grand classique de la littérature chinoise, datant du Ier millénaire avant l'ère chrétienne. Il est à la fois un traité philosophique sur la mutation du monde et de ses éléments, et l'un des premiers livres divinatoires.

2. Une forme-pensée est un champ énergétique que nous créons lorsque nous vivons un événement marquant engendrant une émotion forte, un stress ou un choc psychologique. Nous projetons alors une énergie qui va être dirigée par nos pensées et qui aura besoin de se nourrir de cette émotion pour croître.

pas comment, ni par quoi commencer, tu crains peut-être de te perdre et d'être vu·e tel·le que tu es, cristal aux mille couleurs.

La vérité, c'est que tu n'as pas peur de l'échec mais de la réussite. Oui, oui, tu m'as bien lue. Lorsque je me présente à toi, cela t'effraie, car tu sens qu'il n'est plus possible de t'échapper. Tu as lu des centaines de livres, vu des milliers de vidéos, pour te rassurer, te convaincre que la solution était à l'extérieur de toi ou que tu n'étais pas assez bien, à sans arrêt te comparer à autrui. Tu es prêt·e, mon enfant ! Vois-toi comme je te vois. Tu es le maître que tu cherches, en train de sortir de sa chrysalide pour s'envoler vers le paradigme retrouvé. Ce paradigme existait avant que l'humanité ne subisse des siècles de programmation patriarcale, maintenant une distance entre elle et le divin.

« Et s'il y avait vraiment quelque chose derrière le voile ? », te demandes-tu. « Et si tout cela était vraiment vrai ? » Quand tu passeras de l'autre côté avec les yeux de ton cœur cristal, tu verras que l'infini des possibles est au bout de ta conscience et de tes doigts, et que oui, c'est une responsabilité, mais tu vas apprendre sur ton chemin, et tu ne seras pas seul·e. Tu verras, en réalité, que ton ego aussi a toute sa place, car il n'y a pas de séparation. Ton dharma, ou, en d'autres termes, ta mission, est d'être au service de l'unité, au service du divin sur Terre. Pour ce faire, ton humanité doit guérir son addiction à la destruction, expérimenter la présence divine dans son corps, incarner le pilier d'équilibre intérieur qu'elle a cherché à l'extérieur. Tu es invité·e à incarner ton enfant intérieur qui ne voit pas pour croire, mais croit pour voir.

Souviens-toi que tu es lumière, un ensemble d'atomes et de molécules formant une enveloppe charnelle. Tu as les mêmes génomes et les mêmes attributs divins que tous les maîtres ascensionnés venus sur Terre, qui se sont incarnés pour montrer la voie, et non pour être adulés. Laisse briller ta sagesse librement ! Si chacun·e faisait sa part en honorant son joyau intérieur, il·elle poserait sa pièce unique dans le grand puzzle de la Sophia*. Alors, une guérison collective serait possible et donnerait naissance au monde que les âmes sont venues bâtir avec amour sur Terre.

POUR ALLER PLUS LOIN

Pour cette pratique, je t'invite à regarder de plus près la géométrie sacrée, grande enseignante des motifs fondamentaux et originels qui créent le monde dans lequel tu vis. Se familiariser avec ces motifs et les utiliser dans ton champ magnétique peut avoir un impact considérablement positif sur ta vie à long terme, et peut ainsi amener une élévation de ta conscience. À titre informatif, le terme « géométrie » est composé de « géo », se référant à la Terre, et « métrie », signifiant « mesure ». Littéralement, la géométrie sacrée est la mesure sacrée de la Terre. Dans une approche spirituelle, elle est la marque de la conscience divine sur Terre. Tous les temples, monuments et vortex énergétiques sont pourvus d'une structure harmonieuse permettant au divin de spiritualiser la matière.

Je te propose de sélectionner quelques symboles de géométrie sacrée. Choisis ceux qui viennent à toi, sans réfléchir. Si ceux de la peinture t'appellent, prends la carte.

Assis·e, regarde-les attentivement et laisse tes yeux s'attarder sur un symbole en particulier. Observe comment tu te sens physiquement et émotionnellement. Fais un scan corporel si nécessaire. Puis, focalise-toi sur la géométrie sacrée. Respire avec elle tout en détendant ton regard qui va se flouter au fur et à mesure. Laisse tes yeux cligner naturellement. Observe si la géométrie bouge légèrement. Peut-être que ta vision s'attarde sur une partie du symbole et que ton troisième œil s'active. Peut-être que tu as des sensations particulières dans le corps. Reste dans l'expérience autant que de besoin, avant de terminer avec tes yeux clos. Peut-être que la géométrie sacrée se dessine à l'intérieur de tes yeux. Remercie-la, et fais de nouveau un scan de ton corps et de ton état émotionnel. Est-ce que tu notes un changement ?

Écris l'expérience dans ton journal intime. Tu peux même dessiner le symbole et établir une relation avec lui, en état de conscience modifié.

La géométrie sacrée baigne dans la nature. Aussi, la prochaine fois que tu fais une promenade au vert, attarde-toi sur une fleur par exemple, et regarde comme elle est parfaitement dessinée. Lorsque nous observons la nature, nous prenons conscience de l'intelligence divine derrière chaque feuille, chaque insecte, chaque brin d'herbe. C'est ainsi que j'opère et te rappelle que tu es ce que tu vois.

REMERCIEMENTS

AURORE

Merci à Cristian, mon compagnon de vie, qui a toujours cru en moi.
Merci à mes parents pour leur soutien, leur amour inconditionnel et leur ouverture d'esprit.
Merci à ma sœur, Pauline, d'avoir été ma confidente.
Merci à Élodie, celle qui a ouvert la voie, grâce à qui j'ai rencontré les 12 Roses Madeleine*.
Merci à Carole, mon acolyte de ce voyage initiatique inoubliable !
Et merci à ma fille Aube, la Rose de ma vie, à qui je dédie cet oracle.

CAROLE

Merci à Louis-Philippe, l'homme de cœur qui marche à mes côtés et m'accompagne dans toutes mes aventures. Merci d'avoir photographié chaque peinture pour donner vie à cet oracle.
Merci à mes parents pour leur amour et leur soutien durant ce voyage d'une vie.
Merci à mes alliés, Anaëlle et Sébastien, pour leur présence inconditionnelle.

Merci à Séverine pour ses transmissions précieuses et merci à toutes les lanternes qui m'ont guidée sur ce chemin.
Merci à Mère Nature, qui est et restera ma plus grande source d'inspiration et de sagesse.
Merci à Aurore d'avoir ouvert la voie pour tisser ensemble une œuvre commune, de cœur à cœur, au parfum de rose.

Merci à Aurore Widmer, dont l'aide et une danse de synchronicités ont fait de ce rêve d'oracle une réalité.
Merci à Sandrine d'avoir cru au projet et merci à Youssef de nous avoir soutenues une année entière pour le mettre au monde.
Merci à Adelina, Jacqueline, Lauren, Élodie, Laëtitia, Virginie, Julia, Margot, Cathia, d'avoir célébré les prémices de l'oracle.
Merci à l'adversité de nous avoir fait croître comme des roses, assumer notre singularité et déployer nos arts.
Merci à la lignée de la Rose* et aux Roses Médecine de nous avoir inspirées pour mettre au monde leur poésie aux multiples couleurs, au service de la beauté et de l'harmonie en chaque être vivant.
Ce fut un honneur et une aventure inoubliable !

À PROPOS DE L'AUTRICE

Artiste et thérapeute psychocorporelle, je suis au service de la guérison et de l'expansion du féminin. Pour cela, je propose une approche holistique de la sexualité, des pratiques tantriques, chamaniques et corporelles. J'ai eu l'honneur d'accompagner plus d'une centaine de femmes individuellement, en soins, lors de retraites et de cours en ligne.

Le chant de l'âme est d'une importance capitale, ainsi, j'accompagne les femmes à récupérer, à explorer et à déployer leurs voix au service de leurs rêves pour tracer leur voie véritable.

Je soutiens également les femmes réprimées ou abusées dans leur intimité, vers une voie/voix de libération. Ma mission est de créer un espace sécurisant afin qu'elles puissent explorer et déployer leur Vivant, partir à la rencontre de leur Shakti* Initiatrice et retracer le chemin vers leur extase d'être vivante et souveraine !

À PROPOS DE L'ILLUSTRATRICE

Femme en chemin, je dévoile pas après pas l'Artiste en moi qui œuvre à collecter, rassembler et tisser des ponts avec le chant de la création. C'est en suivant la voie des plantes et en embrassant la symphonie des Arts que je me mets tout naturellement à l'écoute du monde sensible. Cette résonance particulière avec le règne végétal m'accompagne chaque jour de façon à entrer en relation et dialoguer avec la nature pour plonger dans mon jardin intérieur et explorer la Vie dans toutes ses dimensions. Depuis plusieurs années, je lui rends Grâce et dévoue mon art à révéler et diffuser sa magie avec profondeur et poésie. Chaque création, de sa gestation à sa réalisation, est un parcours initiatique, riche d'enseignements et d'expériences qui s'invitent dans mon quotidien et m'aident à grandir en conscience et en humanité.

Les Roses totems sont des miroirs au langage symbolique et onirique, qui telle une main tendue, nous accompagnent pour plonger en Soi. Puissent ces alliées précieuses vous offrir leur médecine et vous révéler à votre propre Mystère.

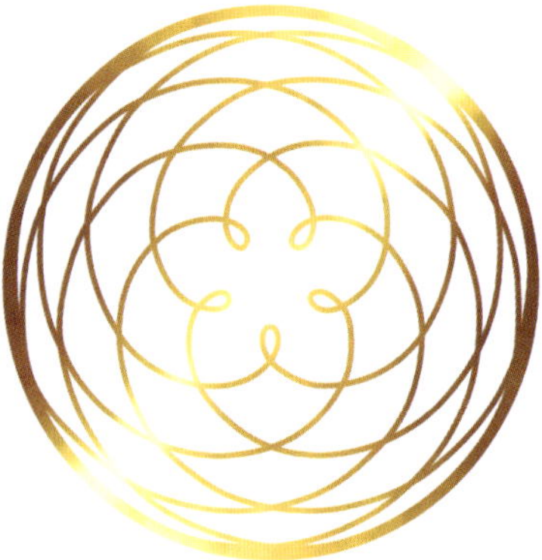